やせるだけじゃない！

酵素断食レッスン

毒出しで
免疫力アップ!!

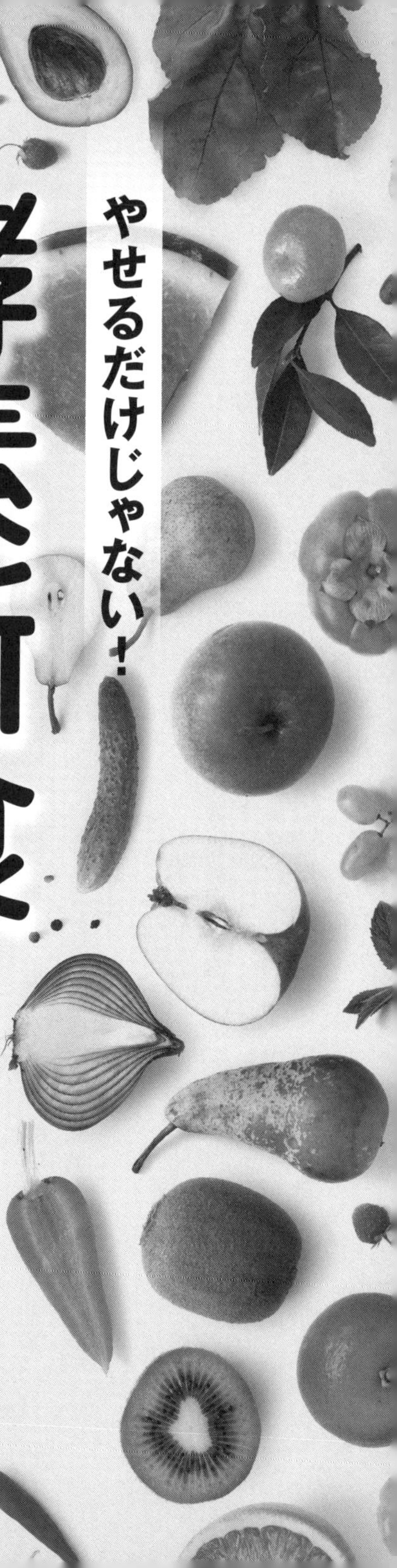

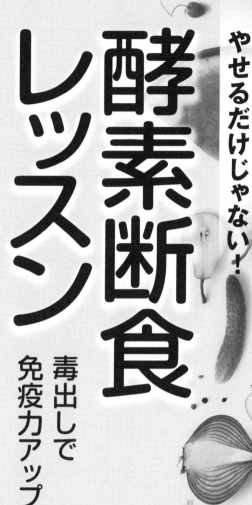

御子川内 尚美（管理栄養士）

BAB JAPAN

私たちの身体は食べたものでできている
～自身の経験から、あなたに伝えたいこと～

「私たちの身体は食べたものでできている」

みなさんはこの言葉を聞いたことがありますか？

私はこの言葉の意味を深く理解するまで、およそ10年の月日を費やしました。

今強く思うことは、「食」が私たちの身体や心にもたらす影響は計り知れないほど大きく、またとても深いものだということです。


振り返れば、高校生の頃、私はよさこいダンスにはまり、毎日ダンスに明け暮れる日々を過ごしてきました。しかしこの頃から身体が弱く、ダンスを踊るたびに息が続かず、よく倒れてはメンバーにたくさん迷惑をかけていました。

「なんで自分だけ最後まで踊ることができないのだろう」「もっと最後まで力強く踊りたい」そう願いながら、日々練習に明け暮れていたのを思い出します。


身体の不調はこれだけではありませんでした。重度の生理不順に悩まされ、毎月1週間程で

はじめに

終わる生理が、1週間ほどしか生理が止まっていない日がないくらい、ほぼ毎日大量の出血、そのホルモンの影響により、重度の生理痛、イライラやニキビ、肌荒れ、身体のむくみ、便秘など、さまざまな身体の不調に悩まされ、毎日自分の顔を鏡で見るたび、「どうしたら肌がきれいになるのだろう」「生理痛がなくなるのだろう」そんなことばかりを考える日々を過ごしてきました。

そんなとき、本屋さんで栄養学の本に出会い、「身体の不調を改善するためには、食事が大事なんだ」と気づき、栄養学の勉強を独学ではじめました。しかし独学では理解が乏しく、本格的に栄養学を学ぼうと栄養士の道へ。高校を卒業し、大阪の栄養専門学校へ進学しました。

この2年間の学びで、栄養学や身体のしくみ、調理などさまざまなことを学んでいきました。しかし身体の不調はあまりよくなりませんでした。

「何が足りないのだろう」「どうすれば不調はよくなるのだろう」

ずっとその答えを模索し続けました。

2年の学校生活が終わり、ある総合病院に就職したときです。食事で使う野菜が、ほとんど冷凍食品（中国産）であったこと、ハンバーグや唐揚げ、コロッケなどは食品添加物ばかりの既製品、揚げる油は1か月に数回しか交換しない、真っ黒で酸化しきった油、生野菜は食中毒のリスクから漂白剤に10分間浸けたあと、さっと水で流し、使用する……。

「本当に、この食材たちにはちゃんとした栄養素が入っているのだろうか」

「私たちを健康ときれいに導く食べ物だろうか」

「病気で苦しむ方をさらに苦しめているのではないだろうか」

そんな疑問がだんだんと湧いていきました。

その疑問を追及すべく、栄養学だけではなく、もっと幅広い視点から食について学ぼうと、食養学やマクロビオティック、食べ合わせ、農業や種の問題、食品添加物、遺伝子組み換え作物、身体を汚染する物質や日本の食の現状など、さまざまな分野を学びました。

そうして学び、実践しているうちに、今まで悩んできた生理不順や肌トラブルは徐々に良くなり、今ではほぼすべての身体の不調が改善しているほど、体調は180度変わりました。


私は今、皆さんに心の底からどうしても伝えたいことがあります。それは、**「身体は食べ物で必ず変われる」**ということです。どんな身体の悩みも不調も、今日食べる食事が、これから先のあなたの身体をつくっていくもととなります。健康な身体を手に入れるには、安心・安全な食事をあなた自身が見極め、日々選択していけるかどうかで決まります。

現代は昔と違い、手軽で安くておいしいものにあふれ、おなかがすけばすぐに食べられる便利な時代です。そんな時代を生きる中、日々自分自身に問いかけてもらいたいのです。

「今日自分が選んだ食べ物は本当に身体が喜ぶものだったのか」

「それを食べて心の底から活力があふれ、心までもが幸せになる食事だったのか」

はじめに

今、元気で健康で、お肌がきれいで何も問題がないという方も、その先に、もしかしたら、不調が出てくるかもしれません。

また、今どこかに身体の悩みがあり、どうしたらいいかわからずに悩んでいる方、ご縁あってこの本を手にとって読んでくださっている方、皆さんに今できることから毎日の食事について考えていってもらいたいのです。

そして、この先もずっと健康でかけがえのない人生を、思いっきり楽しんで過ごしてもらえるように、本書を通して食の大切さやデトックスの重要性をお伝えしたいと思っています。


本書では、食材の選び方、身体に不要なものをデトックスする方法など、皆さんにこれだけは知っておいてもらいたいことを厳選して執筆しました。

食は掘り下げていけば、どこまでも続く深い分野です。さまざまな情報や食べ物があふれていますが、一番大切なことは、**「あなた自身の身体や心の声を聞き、実践していくこと」**に尽きると思っています。

1日で身体は大きく変わりません。継続し続けていくこと、そしてたくさん食を楽しみながら健康と真の美しさを手に入れていってもらえたら、こんなにうれしいことはありません。


これからのあなたの人生が、今よりももっともっと素晴らしく、輝くものでありますように。

◆酵素断食レッスン 目次◆

私たちの身体は食べたものでできている～自身の経験から、あなたに伝えたいこと～……2

序章

「ファスティング」って何？

健康で美しい身体に、そして心も変える「デトックス」の魔法……12

第1章

「知らなかった」ではすまされない！ 栄養新常識

食事が人生を左右し、未来をつくる……28

糖質 穀物は組み合わせの妙でとる……33

脂質 摂取のポイントは脂肪酸の種類……39

たんぱく質 動物性、植物性のダブル摂取……45

ビタミン 三大栄養素のパワー発揮に欠かせない……50

ミネラル 微量ながら摂取不足に要注意……54

栄養摂取の基本は食事から……58

食品表示の見方……64

第2章

身体に不要なものはデトックスでスッキリ！

私たちの身体はデトックスを求めている……72
食事に含まれる有害物質① 農薬……74
食事に含まれる有害物質② 食品添加物……80
デトックスで身体の毒出し！……86
食物繊維のデトックスパワー……95
デトックスの重要なキーワード「水」……102

第3章

身体の浄化を高めるしくみと食べ物

体内デトックスの要は肝臓……106
腸は肝臓の重要なサポーター役……119
血液が変われば身体が変わる！……139
毒出しの救世主「酵素」……146

第4章
身体の自浄作用を高める酵素断食

酵素のむだ使いをなくすとっておきの健康法……156
第1ステップ「半日ファスティング」……164
第2ステップ「1日ファスティング」……169
第3ステップ「3日間ファスティング」……172
ファスティングを成功させる「賢い選択」……178
ファスティング前日の理想メニュー……183
ファスティングの成功は終了後の食事で決まる……187
浄化力アップ！ 新月ファスティング……190
ファスティングQ＆A……194
［コラム］ファスティングは長いほうがよい？……199

第5章
おうちデトックスが楽しくなるメニューとドリンク

復食期間においしく食べるメニュー……204
・ファスティングのデトックス効果を高める！ 大麦のおかゆ♪……205

・食欲アップ！ 三つ葉と白菜、おかかの卵とじ……207
・豆腐とえびのふわふわ茶巾蒸し おろし和風あんかけ……209
・たらと焼き長芋の玄米餅鍋……211
・かぼちゃのごま味噌あえ……213
・箸休めにピッタリ！ 2色トマトのだし浸し……215
・心がホッとする★なめらか豆乳茶碗蒸し 梅肉ソースで……217
・甘み凝縮♪ 焼きなすのすり流し……219
・抗酸化作用抜群！ 雑穀のミネストローネ……221
・とろとろなめらか！ 里芋の豆乳塩ポタージュ……223
コールドプレスジュースで身体の不調を整えよう！……225
・すいかとキウイのトマトジュース（美肌&肌荒れ）……226
・黄色パプリカの炭酸パインジュース（下痢&消化不良）……228
・ケールとキウイのグレープフルーツジュース（不眠症&睡眠不足解消）……229
・セロリとぶどうの炭酸ライムジュース（ストレス緩和&心のケア）……230
・オレンジとサラダ菜のジンジャージュース（血流促進&冷え性予防・改善）……232
幸せな人生を「食」とともに……234

序章

「ファスティング」って何？

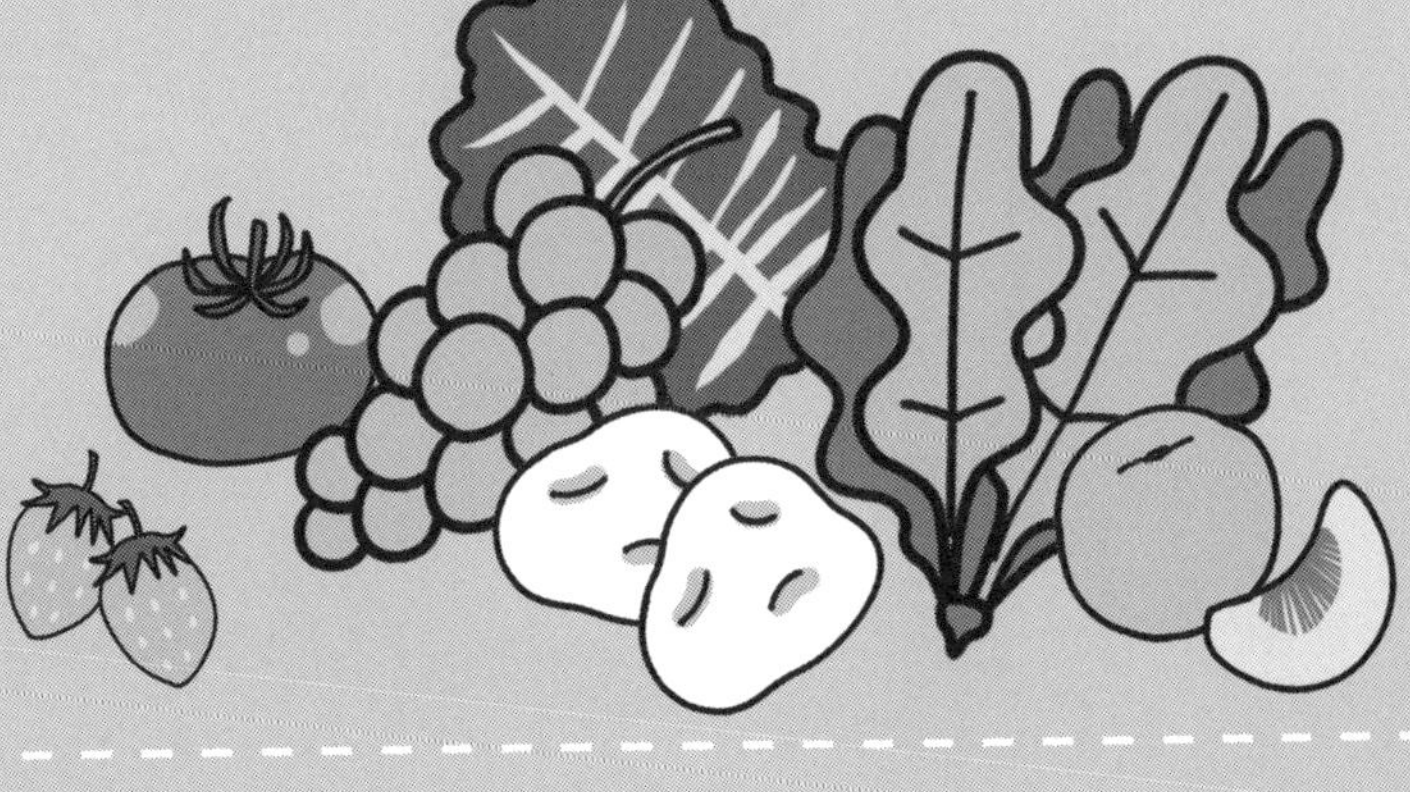

健康で美しい身体に、そして心も変える「デトックス」の魔法

毎日の生活の中で、さまざまな毒素や有害物質が体内に入り込み、大切な身体を痛めつけられ、本来人間が持つ機能を、十分に発揮させることが難しくなってきています。

最近、「肌が荒れやすくなってきた」「あまり食べないのに身体がむくむ」「太りやすくなった」「何もやる気がおきない」「何をやっても楽しくない……」など、身体だけではなく、心まで不調を感じる方も増えているのではないかと思います。

読者の皆さんは、普段の生活の中で、「デトックスの力」を日常で取り入れている方もいれば、デトックスについて興味を持たれ、この本を手に取った方もいらっしゃると思います。

デトックスにはさまざまな方法が多くありますが、本書では毎日の食事からデトックスする方法、そして短期間で、身体を大掃除する酵素断食の魅力をお伝えしていきたいと思っています。

ではここで、ファスティング（断食）について、あなたがどれくらい知っているのか、試してみましょう。

Q1

Ⓐ体調不良のときは、栄養価の高いものをたくさん食べて栄養をつけるべきである。

Ⓑ体調不良のときは、食事をとらず、ゆっくり身体を休めることが大切である。

正解：B

【回答】

体調があまりよくないときに、たくさん食べてしまうと、その食べたものの消化に体内の酵素（消化酵素）が過剰に使われ、身体の調子を整えるビタミンやミネラルの不足を招く原因となってしまいます。

体調不良のときは、食事をお休みし、酵素ドリンクなどでビタミンやミネラルを補給しながら、ゆっくり身体を休めましょう。体内のメンテナンスを行う「代謝酵素」をきちんと働かせることができ、自然治癒力の向上に加え、ウイルスや病原菌と闘う免疫力を高めることができます。

Q2

Ⓐファスティング中は、ノンカフェインなら、コーヒーや紅茶を飲んでもよい。

Ⓑファスティング中にとってよいのは、水だけである。

正解：A

【回答】


ファスティングを行う際のベースの飲み物は「水」が理想的。

ファスティング中にコーヒーや紅茶、緑茶などに含まれるカフェインを摂取してしまうと、ファスティングで休ませている胃や腸などの内臓に、普段より強い刺激を与えてしまい、身体にとって負担になります。

その結果、せっかくの体内浄化の効果が薄れてしまう恐れがあります。

もし、気分転換に水以外のものを飲みたくなった場合は、カフェインレスのコーヒーや、ハーブティー、麦茶などを選ぶとよいでしょう。
※コーラ、エナジードリンク、玉露茶、ウーロン茶にもカフェインは含まれているので、注意する。

Q3

Ⓐファスティングは
身体をきれいにしたい人が行う。

Ⓑファスティングは
運をよくしたい人が行う。

正解：A

【回答】

ファスティングは、身体の大掃除ともいわれるほど、身体をきれいにしてくれる方法です。

ファスティングを実践すると、腸にこびりついている「宿便」の排出を導くことができ、腸内環境を改善することが可能になります。

腸がきれいになれば、栄養素の吸収の促進にもつながり、身体の各細胞にしっかり栄養素を届けることができるほか、身体だけではなく、心までもが元気になり、考え方も前向きになっていくことでしょう。

その結果、ファスティングは運をよくすることにもつながるかもしれませんね。

Q4

Ⓐファスティングは、たくさん食べた翌日に3日間食事を止める方法で、また翌日から好きなだけ食べられる。

Ⓑファスティングはたった1日でもファスティングになる。

正解：B

【回答】

ファスティングは、半日からでもスタートでき、1日だけでもファスティングになります。

たとえば、ファスティングを3日間行う場合は、前日の食事は「準備期間」として、身体にやさしい食事を基本とする必要があります。また、ファスティングが終わったあとも、その翌日から普段の食事に少しずつ戻していく「復食期間」を設ける必要があります。

ファスティングの前後に、暴飲暴食や身体に負担をかける食事をすると、せっかくの効果も水の泡になってしまいますので、ファスティングを行う場合はしっかり計画を立てて実践しましょう。

Q5

Ⓐ身体に毒素を入れないようにするには、安心安全な食事をとっていればよい。

Ⓑ身体に入る毒素は、食べ物以外にもある。

正解：B

【回答】

身体に毒素を入れないようにするために、安心・安全な食事を選ぶ方も多いと思います。

しかし、食べ物以外にも、日常生活で取り込んでいる毒素は数多く存在しています。

その代表的なものとしては、空気中から吸い込む大気汚染、歯磨き粉に含まれる有害金属、シャンプーやリンス、毛染め剤から皮膚を通して入っている経皮毒など、知らず知らずのうちに、私たちの体内を汚染してしまっているのが現状です。

Q6

Ⓐ酵素の体内での生産量は、栄養をとっていればよいわけではない。

Ⓑしっかりと栄養をとっていれば、酵素は常につくられ、不足しない。

正解：A

【回答】

人それぞれ一生の間に生産される酵素の量はほぼ決まっています。また、酵素は1日に一定量しか生産されず、その酵素の生産はほぼ夜間、眠っている間だけです。

そのため、しっかり栄養をとっていても、酵素は私たちの身体の中で常につくられている訳ではありません。

油っこい食事や身体に負担がかかる食生活を長期的に続けてしまえば、体内の酵素不足を招き、さまざまな身体の不調につながります。

そのため、酵素たっぷりの食生活を送り、体内酵素をしっかり温存させていくことが大切なのです。

Q7

Ⓐファスティングはどんな人でも実践することができる。

Ⓑファスティングをしてもいい人、してはいけない人がいる。

正解：B

【回答】

ファスティングをしてもいい人、してはいけない人がいます。

普段、便秘がちで濃い味つけのものが好きな方、肉やアルコールをよく摂取し、身体が疲れやすい方、肌荒れや身体がだるく感じる方などは、体内の酵素不足を招いている可能性があるため、ファスティングを実践し、内臓を休ませてあげることが必要です。

一方、妊娠中や授乳中の方、成長期の中学生以下のお子様、持病をお持ちの方や疾病を改善したい方などは、必ず医師に相談しましょう。

第1章

「知らなかった」ではすまされない！栄養新常識

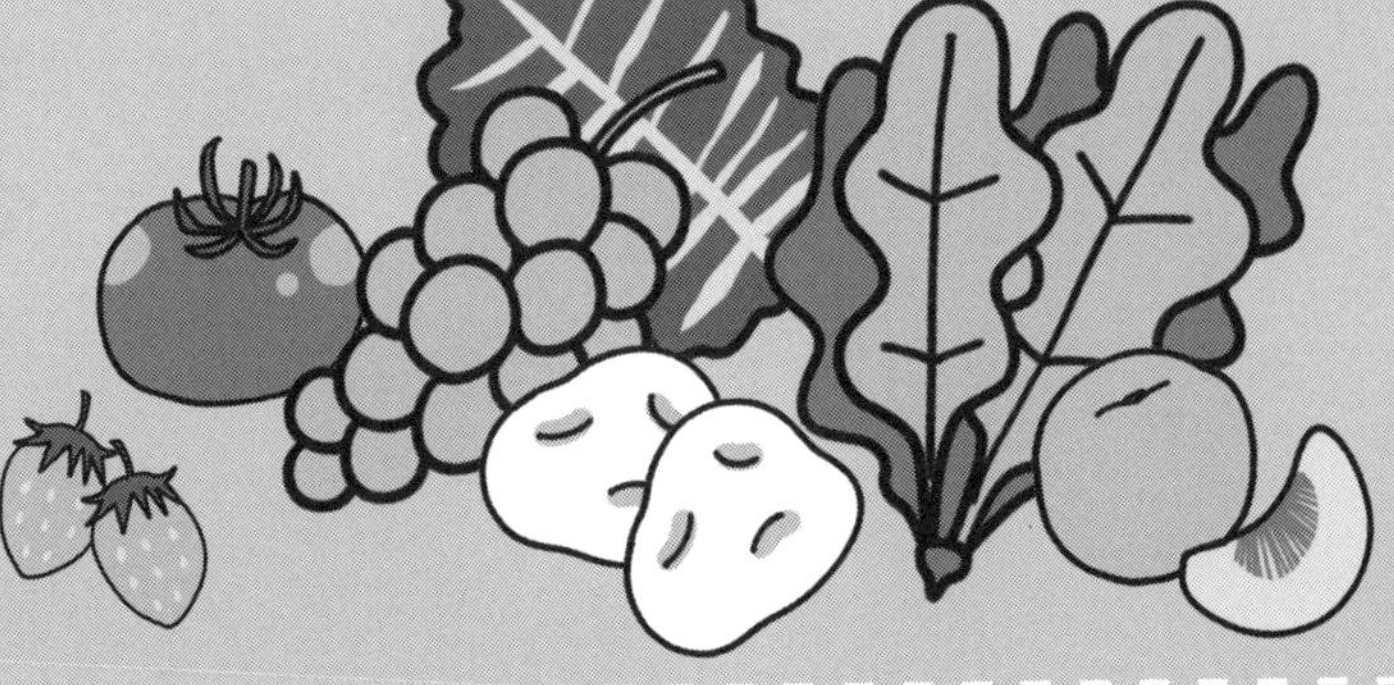

食事が人生を左右し、未来をつくる

食事は、身体と心の健康をつくる

私たちの人生の中でなくてはならないもの。その一つに「健康」があります。自分自身の好きなこと、仕事、遊びに出かけること、買い物に行くこと、スポーツをすること。さまざまな願望を手にする前に、何より「健康」であることが、私たちの活動の土台ではないでしょうか。

健康といっても、身体の健康だけではありません。人生は、自分自身の考え方、とらえ方一つで、良くも悪くも変えることができます。最悪な出来事があったとしても、それをプラスに考え、「また次がんばろう！」「この失敗をチャンスに変えよう！」ととらえるのか、「もう無理だ。あきらめよう」「私なんか何もできない……」。そうとらえるのかでは、その先の未来も大きく変わっていくはずです。

心の健康は、私たちの考え方、とらえ方に大きく影響を及ぼし、人生までも変えていくといっても過言ではありません。

そんな、心の健康、そして身体の健康をつくるうえで、「食事」は大きな役割を担っています。

なぜなら、食事から摂取する栄養素が私たちの身体と心をつくっているからです。

栄養情報は日々変化する

「栄養」と「栄養素」という言葉は混合されやすいですが、意味は異なります。

「栄養」とは、食物中の成分を消化・吸収によって取り込み、分解・合成して生体に必要な成分に変えていく生命活動そのものを意味します。

そして「栄養素」とは、体内での生命活動を営むために必要不可欠な、食物中の成分を指します。栄養素は身体の中で分解されて、私たちの身体をつくる材料や身体を動かすエネルギーになっていくのです。

では、私たちが生きていくためには、どのような栄養素が必要になってくるのでしょうか。

栄養学の発展に伴い、過去の栄養学の常識はどんどん覆されていき、日々アップデートされています。

ただし、過去の栄養学のすべてが否定されているわけではありません。昔から変わらないもの、だんだん変わってきているものなどが混在し、栄養学の情報は変化し続けています。さまざまな情報すべてを鵜呑《うの》みにせず、その事柄のメリット、デメリットを両方から考え、自分自身の生活に落とし込んでいくことが大切です。

私たちの身体は約60兆個の細胞でできているといわれていますが、一人一人、身体は千差万別です。嗜好も食べる量も消化や代謝スピードも、全く同じ人はいません。ある人には、身体に合っている食材が、ほかの人には合わないかもしれません。

また、どんなに栄養価が高い食材でも、偏り、食べすぎが続いてしまえば、身体に悪影響を与えることもあります。

食事で大事なポイントは、「さまざまな食品を偏りなく、バランスよく食べること」です。なぜなら、栄養素はさまざまな栄養素と組み合わさることで、その力を最大限に発揮することができるからです。

人が生命を維持するために必要な栄養素は、現在、約40～50種類あるとされてます。これもまた、将来的にはもっと増えるかもしれません。

その中でも、基本中の基本として押さえてもらいたいのが、**「三大栄養素」**です。

三大栄養素とは、**「炭水化物（糖質）」「脂質」「たんぱく質」**の三つを指し、身体活動の根幹をなす栄養素です。糖質や脂質はエネルギー源に、たんぱく質は私たちの身体をつくる材料になります。

しかし、この三大栄養素だけでは、私たちは生きていくことができません。この三大栄養素を体内でエネルギーに変えたり、身体をつくったり、その他さまざまな働きを円滑にするためには、**「ビタミン」「ミネラル」**の働きが必要不可欠になってきます。

このビタミン、ミネラルを合わせた五つを、**「五大栄養素」**といいます。

かつてはこの五つが、必ずとらなければ生きていけないという意味で、**「必須栄養素」**と呼ばれていました。ところが栄養学が進むにつれて、必須栄養素だけでは、健康で長生きできないことがわかってきたのです。

その一つが**「第六の栄養素」と呼ばれる「食物繊維」**です。

食物繊維はさまざまな働きが注目されていますが、特に、体内のデトックスに有効な効果を発揮します。今ではだれもが知っている栄養素ですが、かつては栄養価のないものとされ、食べ物のカスだと考えられてきました。

さらに昨今、七大栄養素の一つとなった**「ファイトケミカル」**があります。

「ファイト」とはギリシャ語で「植物」を意味しますが、ファイトケミカルは野菜や果物に含まれる化学成分で、私たちの健康、美容に欠かせない栄養素であることが最近の研究でわかってきています。

しかし、私たちの健康維持に必要な栄養素は、これだけでは十分ではありません。

その一つとして、私が最も注目しているのが**「酵素」**です。

酵素は、「生命のカギ」といわれ、食べたものの消化・吸収に関与したり、身体のメンテナンスや免疫力向上に関わるなど、重要な役割を担っています。

酵素が体内で減ってしまうと、老化やアレルギー、生活習慣病の発症など、身体に悪影響を及ぼします。だから、いかに酵素を体内で温存させるか、また補うかが、健康・美容のカギにもなります。

最後に、厳密な意味では栄養素ではありませんが、生きていくために身体の中に入れなければならない**「水」**も健康・美容のための栄養素の一つに加えています。

[健康・美容を維持する栄養素]

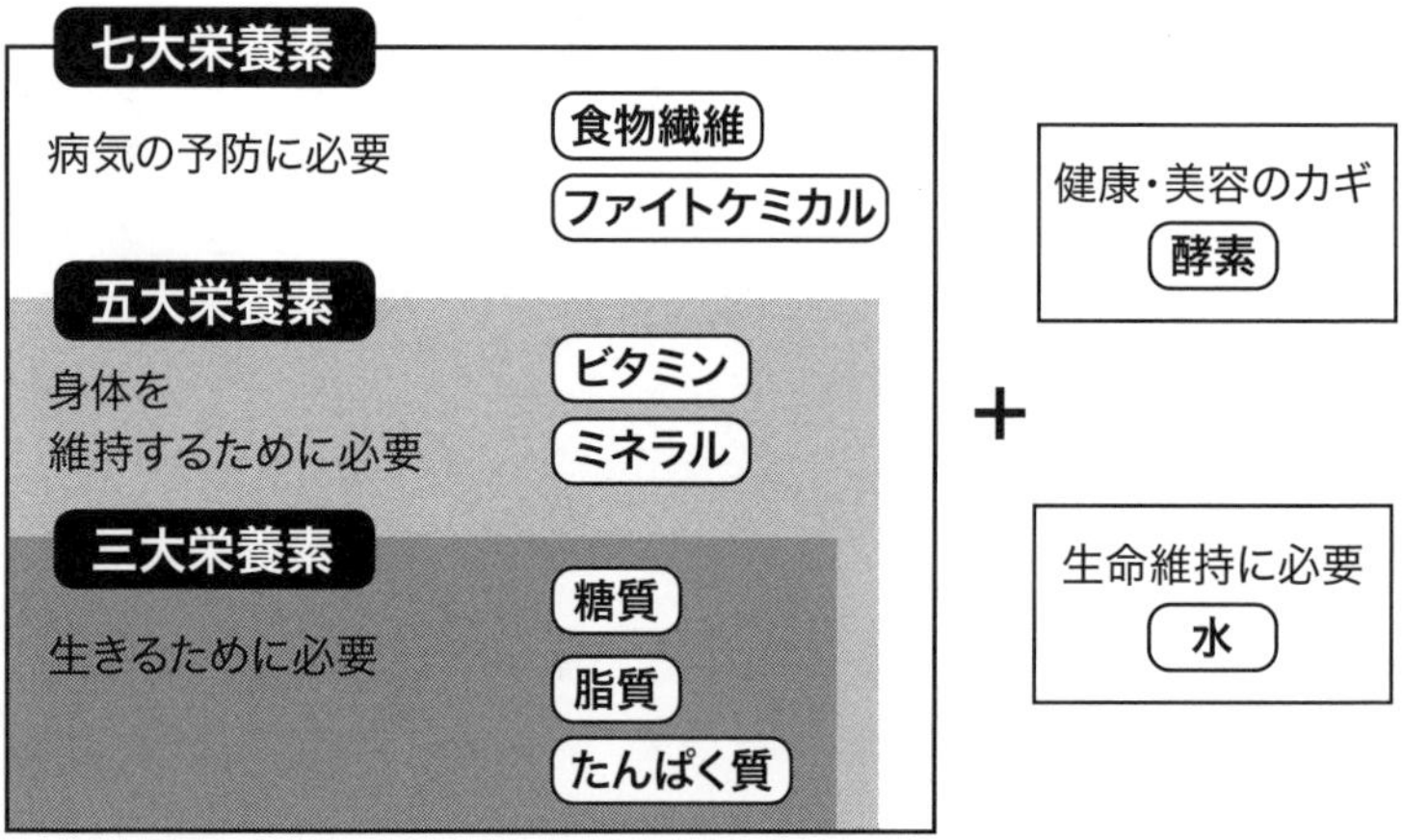

糖質 穀物は組み合わせの妙でとる

人類はもともと穀物を食べるべき動物

さて、皆さんは「食養学」という学問はご存知でしょうか。食養学とは、明治時代の軍医である石塚左玄という方が提唱した食育の根幹であり、マクロビオティック食のルーツともいわれています。

食養学を実践するうえで、五つの原則が紹介されていますが、その中の一つに「人類穀食動物論」という理論があります。人類穀食動物論とは、**「人間は本来穀物を主食とすべき動物である」**という考え方を意味しています。

左玄が特に注目していたのは「歯の形」です。

もともと人間の歯は親知らずを含めて32本あります。そのうち臼歯と呼ばれる歯は、穀物などを砕きやすく、すり潰しやすい歯であるとされます。そしてこの臼歯は中が少しくぼんでいて、上下を合わせると粒上の空間ができます。これはまさに穀物を噛みこなすのに適しているとされており、全体の歯の20本（62・5％）を占めています。

要するに、歯の形上から、本来、人間が食べるのは62・5％が穀物であるべきともいえ、臼歯の形からも米を食べる必要があるということを示しているといえます。

また、この62・5％という割合は、厚生労働省による２０１５年版「日本人の食事摂取基準」でも、三大栄養素の推奨バランスは、糖質50～65％、脂質20～30％、たんぱく質13～20％という内訳で同様です。総摂取エネルギーの半分以上を糖質で摂取するのが大切であるという国の指針は、歯の構造からも解釈することができます。

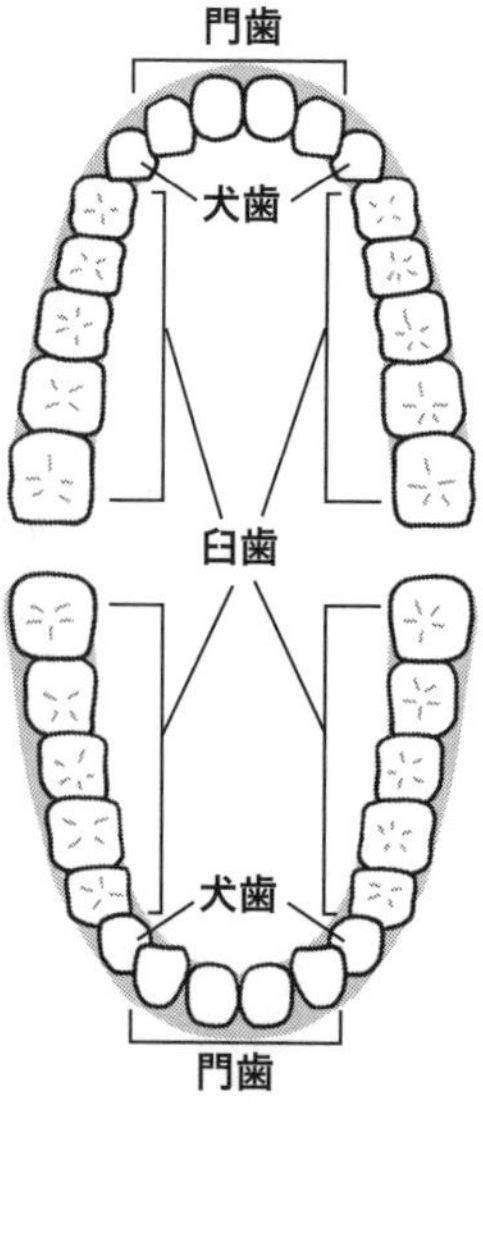

[人間の歯の構造]

臼歯／20本（62.5％）
穀物などを砕きやすく、すり潰しやすくなっている。

門歯／8本（25％）
草などを噛み切りやすい。

犬歯／4本（12.5％）
肉などを噛み切りやすいように、鋭くとがっている。

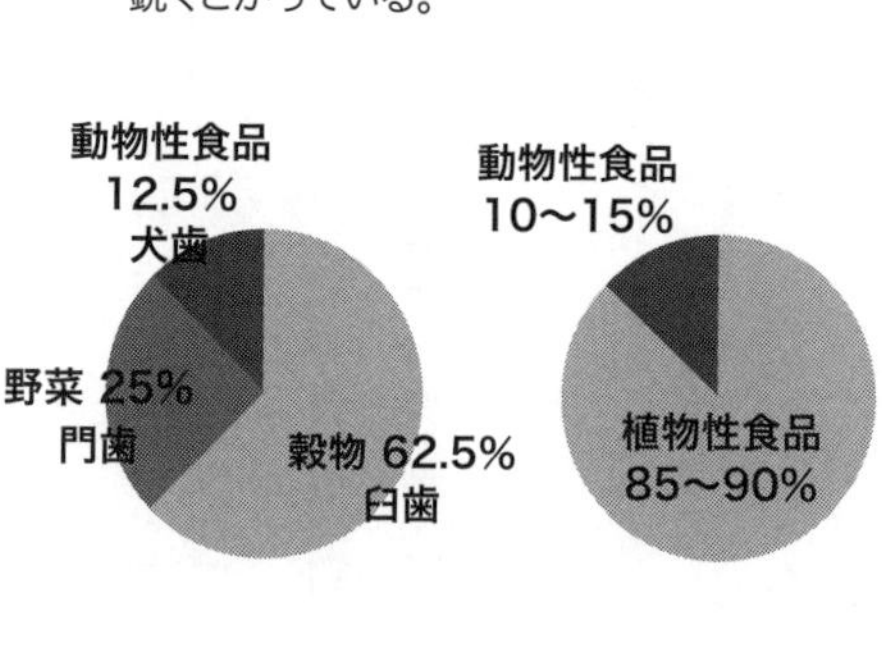

糖質が身体にもたらす役割と食べ合わせのコツ

糖質は主に脳や身体のエネルギー源として活用され、**生命活動を維持するうえで欠かせない栄養素**です。糖質は化学構造の違いから、単糖類、少糖類、多糖類の三つに分類されます。一個の糖からなるものが単糖類、単糖が2～10個結合したのが少糖類、単糖が多数結合したのが多糖類です。

糖質は、体内に取り込まれるとブドウ糖（グルコース）などの単糖類に分解されます。その一部は肝臓にグリコーゲンとして蓄えられ、エネルギー不足のときに必要に応じて使われる大切な貯蔵エネルギーとなります。

残りのブドウ糖は血液中に放出され、エネルギーとして利用される仕組みになっています。さらに余ったブドウ糖は中性脂肪となって全身の脂肪組織に貯蔵されます。そのため、糖質をとりすぎると肝臓や脂肪組織に脂肪が溜まり、脂肪肝や肥満につながり、さまざまな生活習慣病の引き金になってしまいます。

特に砂糖や果物に多く含まれる果糖は脂肪に変わりやすいので注意が必要です。

しかし、逆に糖質が不足してしまうと、疲れやすくなったり、不足状態が続けば痩せたりしています。脳もエネルギー不足に陥って、意識を失い、昏睡状態になる危険性もあるため、糖質の摂取では、過不足なくバランスのよい摂取を心がけていくことが大切です。

また、糖質のデメリットの部分をサポートするために、とり方のコツや組み合わせなども意識していくことで、身体の負担を軽減することにもつながっていくでしょう。

糖質×ビタミンB_1のダイエットコンビ

糖質が体内でエネルギーに変わるには、ビタミンB_1が必要不可欠です。

ビタミンB_1が不足すると疲労物質が溜まりやすくなって、疲れやイライラの原因にもなります。ご飯やお酒、甘いものなどの摂取量が増えれば増えるほど、ビタミンB_1の必要量も増えるので、意識してとりたい栄養素です。

ビタミンB_1は、豚肉や豆類以外にも、穀物の外皮や胚芽に多く含まれています。玄米や全粒粉などの精製されていない全粒穀物の摂取を普段の主食に置き換えると、摂取量を増やすことができます。

さらにアリシンでビタミンB_1の吸収率アップ

そもそも、ビタミンB_1は熱に弱く、加熱すると3分の1〜半分の栄養素が損失してしまう栄養素です。しかし、アリシンと一緒に調理することで、アリシンがビタミンB_1と結合し、アリチアミンという物質に変化。体内への吸収が高まります。

アリシンは、にらや玉ねぎ、長ねぎ、にんにくなどに多く含有されています。アリシンは、これらの野菜の細胞壁を傷つけることによって発生するため、みじん切りにしたり、すりおろしたりすることで増加します。

アリシンの効果をさらに高めるためには、切ってから10〜15分放置することがポイント！ただし、アリシンは揮発性のため、切って20分以上放置してしまうと空気中に放出されてしまうため、早めに使用します。効果を持続させたい場合は、油と一緒に合わせて調理するといいでしょう。

[ダイエットにおすすめのコンビレシピ]

玄米ご飯 ＋ 豚肉とにらのにんにく炒め

玄米ご飯 ＋ 大豆ミートのそぼろ

玄米ご飯 ＋ 味噌麻婆豆腐《マーボードウフ》(長ねぎ入り)

パスタ ＋ たらこ+青ねぎ

お酒 ＋ 枝豆のガーリック焼き

脂質 摂取のポイントは脂肪酸の種類

パワフルなエネルギー源！ 脂質は過不足なくとろう

「脂質」というと、「ダイエットの敵！」「太る原因」「病気の原因」など、身体にとって悪いイメージを持っている方が多くいらっしゃるのではないでしょうか。

昔は、私もその一人でした。カロリーをとれば太る。そう過剰に思い込み、脂質の摂取を極端に避けていました。その結果、太ること以上に、肌荒れや生理不順が起こり、身体からの摂取不足のサインが現れていたのを思い出します。

脂質は私たちが生きていくうえで必要不可欠な栄養素です。ただし、普段どのような脂質を摂取するかで、体内での作用は大きく変わってきてしまうため、正しい脂質の知識を押さえて、日々の食事でバランスの良い摂取を心がけていくことが大切になります。

脂肪酸の選び方で健康効果が変わる

脂質（脂肪酸）の摂取ポイントは、**どのような種類の脂質（脂肪酸）を選ぶかがカギ**です。まず、脂質は、大きく二つに分類されます。それが、**「飽和脂肪酸」**と**「不飽和脂肪酸」**です。

飽和脂肪酸は、常温では固体のものが多く、酸化しにくいという特徴があり、主に、肉類や乳製品などの動物性脂肪やココナッツ油に多く含有されています。飽和脂肪酸は、少なすぎても多すぎても生活習慣病のリスクを高くします。ただし、現代の日本人は、肉類中心の欧米食が浸透している背景からも、この飽和脂肪酸の摂取量が多い傾向にあります。

動物性食材を摂取する際は、できるだけ脂身は避け、赤身などのたんぱく質豊富な部位を選ぶことがポイントです。

不飽和脂肪酸は、飽和脂肪酸と反対の性質をもっており、常温で液体、酸化しやすいという特徴があります。植物油や魚油に多く含有されており、「一価不飽和脂肪酸」と「多価不飽和脂肪酸」の二つに分類することができます。

一価不飽和脂肪酸にはオメガ9系脂肪酸があり、主な脂肪酸としては、オレイン酸があげられます。オレイン酸は、油から摂取するほか、体内でも合成することが可能な脂肪酸で、血中の善玉コレステロールはそのままで、悪玉コレステロール濃度を下げてくれる働きがあります。比較的、酸化や加熱にも強いため、炒め物や揚げ物にも、オレイン酸が含有されているオリーブ油や菜種油を使用することが調理面ではおすすめです。

必須脂肪酸は体内で合成できない

多価不飽和脂肪酸は、体内で合成できないため、必須脂肪酸と呼ばれています。つまり、必ず食事からとらなければならない脂肪酸なのです。

必須脂肪酸は、オメガ６系脂肪酸とオメガ３系脂肪酸に分類されます。オメガ６系脂肪酸はリノール酸、オメガ３系脂肪酸はα‐リノレン酸、ＥＰＡ（エイコサペンタエンサン）、ＤＨＡ（ドコサヘキサエンサン）が代表的です。

脂質の摂取で大事なのは、オメガ６とオメガ３のバランスです。オメガ６系脂肪酸（リノール酸）の含有が多い油は、ひまわり油やキャノラー油、大豆油などがあげられます。一方、オメガ３系脂肪酸（α‐リノレン酸）を含む油はごく限られています。現代人の生活はオメガ６

系脂肪酸をとりすぎている人が多く、反対に**オメガ3系脂肪酸は不足している人が多い**のです。

オメガ6系脂肪酸とオメガ3系脂肪酸は、シーソーのような関係です。

オメガ6系脂肪酸を多くとってしまうと、オメガ3系脂肪酸の働きが弱くなり、炎症を引き起こす物質の材料となることから、過剰に摂取するとアレルギー症状の悪化を招くリスクが高くなります。

厚生労働省では、オメガ6系脂肪酸とオメガ3系脂肪酸の摂取バランスは4：1が理想といわれていますが、日本人の摂取バランスは、オメガ6系脂肪酸が10〜30に対し、オメガ3系脂肪酸が1といわれています。よく、オメガ3系脂肪酸をスプーン1杯飲んで摂取するという方を見かけますが、ただ単にオメガ3系脂肪酸の摂取を増やすのではなく、まずは、オメガ6系脂肪酸の摂取量を見直し、必須脂肪酸のバランスを整えることが大切なのです。

オメガ3系脂肪酸の摂取ポイント

オメガ3系脂肪酸は、血液をサラサラにし、中性脂肪を減らしたり、アレルギー反応を抑制したりして、私たちの健康・美容面では欠かせない脂肪酸です。

しかし、間違ったとり方をしてしまえばその効果も台無しに。オメガ3系脂肪酸の摂取ポイントを抑えておく必要があります。

オメガ3系脂肪酸は、植物油なら亜麻仁油《あまにゆ》やえごま油、しそ油に豊富に含有されています。また、EPAやDHAは、いわしやさばなどの青背魚に特に多く含まれています。

ただし、オメガ3系脂肪酸は熱や光、空気に弱く、酸化しやすいのが特徴なため、植物油であれば早めに使いきること、光を通しにくい遮光容器で、暗いところで保管してください。

また、植物油も魚油も加熱に弱いため、**生での摂取が重要なポイント**になります。

生魚が苦手な方は、EPAやDHAの摂取が難しい傾向にありますが、植物油から摂取できるα-リノレン酸より体内でEPAやDHAが合成されるため、特にα-リノレン酸は日々の食生活で摂取を心がけておくとよいでしょう。

脂質×ビタミンCで酸化防止へ

脂質、特に不飽和脂肪酸は、空気や光などにより酸化してしてしまうと、老化を進行させたり、発ガンのリスクを高める過酸化脂質をつくってしまいます。これらの生成を防ぐためには、

抗酸化作用の高い「ビタミンC」と一緒にとることがポイント。

揚げ物にレモンやかぼすを絞ったり、水菜やブロッコリーなどのサラダと一緒に食べるのがおすすめです。

たんぱく質 動物性、植物性のダブル摂取

私たちの身体をつくる栄養素！ たんぱく質の必要性

人間の身体は10万種類以上のたんぱく質で構成され、体内では常に合成と分解を繰り返しています。

たんぱく質は筋肉や臓器、皮膚、爪、髪、血液など、身体のあらゆる部分を構成する主成分です。身体をつくるだけではなく、体内で行われる化学反応に必要な酵素や、免疫抗体、神経伝達物質、ホルモンの材料になります。さらに、炭水化物や脂質が体内で不足すれば、たんぱく質がエネルギー源としても使われたりします。

たんぱく質が不足すると、体力や免疫が低下して、さまざまな病気にかかりやすくなったり、老化が速まり、短命になるというデータも報告されています。その他、成長期の子どもでは、発育障害の原因になることも。

また、反対にとりすぎてしまうと、過剰なたんぱく質は尿とともに排泄されるため、腎臓に負担がかかり、慢性化すると腎機能の低下につながります。

たんぱく質も、炭水化物や脂質と同様、バランスのよい摂取がカギとなるのです。

アミノ酸には、体内で合成できる**「非必須アミノ酸」**と、体内で合成できない**「必須アミノ酸」**があります。

必須アミノ酸は全部で9種類あり、食べ物から必ず摂取する必要があるのです。必須アミノ酸は、摂取の仕方が特に重要なカギになります。9種類のうち、1種類だけ摂取しても体内では有効に働いてくれません。

むしろ、9種類の必須アミノ酸のうち、いずれかが不足すると、ほかのアミノ酸の働きも低下してしまう性質があるので、9種類バランスよくとるかどうかが大切になります。

このバランスを示す、「アミノ酸スコア」というものがあります。すべての必須アミノ酸が必要量を超えていると、アミノ酸スコアは100になります。

アミノ酸スコアが100を超えている食べ物は、肉や魚、卵、乳製品、大豆食品があります。そのほか、野菜やきのこ類、米などにもたんぱく質は含まれていますが、アミノ酸スコアは100に届かず、低いものになります。しかし、数値が低いからといってダメというわけではありません。

組み合わせによって、アミノ酸スコアを100に近づけることができればいいのですから、1種類だけではなく、さまざまな種類を意識してとってあげるといいでしょう。

たんぱく質は「ダブルたんぱく」でとる！

◆植物性たんぱく質

大豆製品などの大豆たんぱく質は、健康・美容に働きかける大豆イソフラボン、抗酸化作用のあるポリフェノールが豊富。吸収速度がゆるやかで腹持ちがよく、脂肪燃焼しやすいのが特徴です。

◆動物性たんぱく質

肉や魚、卵などの動物性たんぱく質は、必須アミノ酸を多く含んでいます。特に、たんぱく質の合成や肝機能の向上、筋肉強化に役割のあるロイシン含有量が高いという特徴があります。

植物性・動物性のたんぱく質を合わせてとることで、バランスのよいアミノ酸の摂取にもつながるうえ、それぞれの効果のいいとこ取りをし合うことが可能です。

とり方のコツ①
たんぱく質×ビタミンB_6で代謝アップ！体質改善のカギにも

鶏のささみやまぐろ（赤身）、かつおやバナナに豊富なビタミンB_6は、たんぱく質の代謝に必要不可欠な栄養素です。代謝を促し、細胞を新しく作り替えたり、血液のもととなる赤血球の合成を助けるなど、身体の成長を促してくれます。病原菌に対する抗体を増やし、免疫力アップにも効果的な組み合わせです。

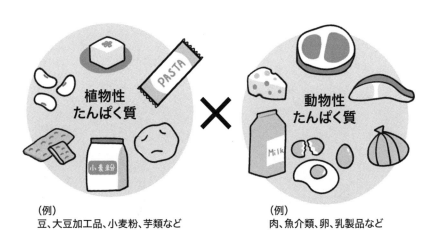

（例）
豆、大豆加工品、小麦粉、芋類など

（例）
肉、魚介類、卵、乳製品など

とり方のコツ②
たんぱく質×ビタミンCで肌のシミやしわ、たるみを改善！

コラーゲンは、肌のハリや潤いを保ってくれる成分で、合成にはたんぱく質とビタミンCが必要不可欠。

紫外線から肌を守り、シミやしわ、たるみの改善に導きます。食材では、たんぱく質もコラーゲンも豊富な鶏の手羽先やかれいなどを上手に料理で活用するといいでしょう。

ビタミン　三大栄養素のパワー発揮に欠かせない

三大栄養素の代謝に必要不可欠

ビタミンは身体の機能調整や維持に欠かせない栄養素で、不足すると欠乏症になりやすいのが特徴。主に**糖質、脂質、たんぱく質の代謝をサポートする栄養素**です。

そもそも人は、三大栄養素からエネルギーや身体をつくっていますが、その働きには、酵素という成分による化学反応（代謝）が必要です。ビタミンは、この代謝に必要な酵素の働きを助けるという補酵素としての重要な役割を担っており、三大栄養素が最大限のパワーを発揮するためには必要不可欠な栄養素なのです。

また、ビタミンは一部を除いて体内で合成することができないため、食べ物から摂取する必要があります。

必要量はごく少量で、代謝のサポートや、身体の調子を整えるといった重要な役割を果たしますが、不足すると身体の機能を維持できなくなり、さまざまな不調を引き起こします。

ビタミンの種類と特徴とは？

ビタミンは全部で13種類あり、「脂溶性ビタミン」と「水溶性ビタミン」の2種類に分類することができます。

脂溶性ビタミンは水に溶けにくく、油脂に溶けやすい特徴があり、油と一緒に摂取すると吸収率がよくなります。ビタミンA・D・E・Kの4種類がこれにあたり、肝臓に蓄積され、とりすぎると頭痛や吐き気などの過剰症を引き起こしてしまいます。食事とサプリメントなどを併用する際は摂取量に注意が必要になります。

一方、水溶性ビタミンは水に溶けやすい特徴があり、ビタミンB_1・B_2・B_6・B_{12}・ナイアシン・パントテン酸・ビオチン・葉酸・ビタミンCの9種類あります。

ビタミンB_1・B_2・B_6・B_{12}・ナイアシン・パントテン酸・ビオチン・葉酸の8種類は、ビタミンB群と呼ばれ、エネルギー代謝を補う働きがあり、三大栄養素の代謝を円滑に行えるよう、サポートしてくれています。

水溶性ビタミンは、とりすぎても尿から排泄されるので、過剰症の心配はほぼありません。

ただし、汗や尿より排泄されやすい分、不足しやすいので毎日の食事からしっかり摂取することが大切です。

栄養素を逃がさないワンポイントアドバイス

調理面のポイントは、水に栄養素が流れ出やすいので、野菜を洗う際は、長時間水にさらすのはできるだけ避け、調理の直前にさっと水洗いし、生でいただくか、蒸し料理や無水調理など、**水をできるだけ使用しない調理法がおすすめ**です。

◆脂溶性ビタミンの摂取のコツ

油を使った炒め物やあえ物で吸収アップ。

◆水溶性ビタミンの摂取のコツ

汁物で流れ出たビタミンも摂取。できるだけ水を使用しない調理法や下処理にする工夫をしましょう。生食での摂取が、栄養素を逃がさない食べ方では最適です。

［ 脂溶性／水溶性ビタミンの種類と主な働き ］

性質	種類	働き	過剰症	欠乏症	食品例
脂溶性ビタミン	ビタミンA	皮膚や粘膜を丈夫に保つ。感染予防効果。目の明暗の感受性を維持。抗ガン作用。	倦怠感 頭痛	夜盲症 免疫力低下	うなぎ にんじん モロヘイヤ
	ビタミンD	腸管からのカルシウム吸収を助ける。ガン細胞の増殖抑制。筋収縮に関与。	吐き気 カルシウム沈着	骨軟化症 くる病	きのこ類 魚貝類
	ビタミンE	血管壁を丈夫に保ち、動脈硬化予防。生殖機能正常化。酸化防止。	—	筋萎縮 免疫力低下	オリーブ油 アーモンド かぼちゃ
	ビタミンK	血液凝固に関与。骨へのカルシウム沈着を助ける。	吐き気 黄疸	血が止まりにくくなる	納豆 青じそ 干しのり
水溶性ビタミン	ビタミンB_1	糖質代謝に関与。乳酸の蓄積を防ぎ、疲労、倦怠感予防。食欲増進。	—	脚気 浮腫 消化不良	小麦胚芽 玄米 豚肉
	ビタミンB_2	脂質代謝に関与。皮膚、粘膜生成に関与。他のビタミンの合成に関与。	—	口唇炎 角膜炎	干しひじき 納豆 豚レバー
	ナイアシン	神経系に関与。皮膚を丈夫に保つ。アセトアルデヒドを分解、二日酔い予防。	—	頭痛 めまい ベラグラ	きのこ類 干しのり
	葉酸	貧血予防に働く。赤血球生成に関与。細胞分裂、発育促進、口内炎予防など。	—	貧血 口内炎 食欲不振	モロヘイヤ ブロッコリー
	ビタミンB_6	たんぱく質、糖質代謝に関与。免疫機能を正常に維持し、アレルギー予防。	—	皮膚炎 口内炎	まぐろ赤身 ごま きな粉
	ビタミンB_{12}	たんぱく質、核酸合成に関与。神経系の正常化。貧血予防に働く。	—	悪性貧血 記憶力低下	干しのり しじみ あさり
	ビオチン	糖質、脂質、たんぱく質代謝に関与。皮膚炎予防因子として働く。毛髪トラブル予防。	—	脱毛 疲労感 食欲不振	大豆 玄米 玉ねぎ
	パントテン酸	糖質、脂質、たんぱく質代謝に関与。免疫抗体の生産に働く。ストレス抵抗性向上。	—	感染症 動脈硬化	レバー 落花生
	ビタミンC	細胞を健康に保ち、ガンなどを予防する。コラーゲンを生成保持し、美肌づくりに働く。	—	壊血病 歯周病	赤ピーマン ブロッコリー

ミネラル　微量ながら摂取不足に要注意

微量でありながら大きな役割をもつ栄養素

人の身体の96％は酸素・炭素・水素・窒素の四つの元素からつくられていますが、残りの4％にあたる元素を栄養学では**「ミネラル」**と呼びます。

ミネラルは体内では合成できないので、食べ物から必ずとらなければならない栄養素です。

ミネラルの所要量は三大栄養素に比べると少量ですが、生命を維持するために大きな役割を担っている栄養素です。中でも、比較的所要量が多いものを「主要ミネラル」、ごくわずかでも必要なものを「微量ミネラル」といいます。

主要ミネラルには、骨や歯の材料になっているカルシウムをはじめ、マグネシウムやカリウム、ナトリウムなど、全部で7種類あります。

微量ミネラルには、味覚を正常に保つ亜鉛をはじめ、鉄や銅、マンガンなど全部で9種類あり、合計16種類が人間への必須性が証明されているミネラルになります。

現代人はミネラルバランスを崩しがち

ミネラルは他のミネラルとのバランスが大切で、特定のミネラルだけが多くなってしまうのは、身体にとって悪影響を及ぼす原因となってしまいます。ところが、現代の食生活では、ミネラルバランスが崩れがちといわれています。

その理由の一つは、精製度の高い食品が多くなっていることがあげられます。どんな食品でも、精製度の高いものほどミネラルの含有量は減少します。もとは同じ食品でも、玄米と白米、全粒粉と小麦粉では、精製度の高い後者のほうが、ミネラル分が少ないのです。

現代人は精製度の高い食品を多くとっている傾向があり、それがミネラル不足につながっていってしまいます。そのほかにも、さまざまな加工食品が普及しているのも原因の一つ。

加工食品は、味が濃く、食塩、つまりナトリウムが多く使用されています。そのせいで、カルシウムやマグネシウム、カリウムなどのほかのミネラルとのバランスを崩し、さまざまな身体の不調を引き起こす要因になってしまうのです。

ミネラルは、私たちの身体の健康だけではなく、精神面や思考にも深く関与しています。

最近、イライラしやすくなった。考え方がマイナス思考、何もしたくない。などの気持ちの変化も、もしかしたら、ミネラルのバランスが崩れているのが原因かもしれません。

ミネラルを補えるのは身体の組成に近い天然塩

塩は大別して、精製された高純度のものと、天然塩（自然塩）があります。日本の天然塩は主に、海水を自然乾燥や平釜で煮詰め、濃縮を重ねてつくる昔ながらの製法のものです。ナトリウム以外にも、カルシウムやマグネシウム、カリウムなどのミネラル分を含んでいるため、ミネラルの補給源にもなってくれます。

しかし、精製された塩である精製塩は、原塩（主に輸入塩）を溶解し、精製したもので、塩化ナトリウムが99．5％以上の高純度のもの、また海水からイオン交換膜透析法で成分を濃縮する、塩化ナトリウム99％以上のもの（食塩）があります。その他のミネラルは削ぎ落とされ、塩素とナトリウムしか含まれていません。

ナトリウムは必ずとらなければならないミネラルですが、とりすぎると血圧が上昇します。塩分摂取量の目安は、かつては10ｇ未満でしたが、２０１５年の日本人の食事摂取基準（厚生労働省）では、１日あたり、男性８ｇ未満、女性７ｇ未満となっています。世界標準はさらに少なく、ＷＨＯ（世界保健機関）の食事摂取基準では１日５ｇ未満としています。

ミネラルが豊富な天然塩も、各種ミネラルを含んではいますが、塩分には変わりないので、とりすぎには注意して、１日５ｇ未満を心がける食生活を目指していきましょう。

[ミネラルの種類と主な働き]

性質	種類	働き	過剰症	欠乏症	食品例
主要ミネラル	カルシウム(Ca)	骨、歯形成、精神安定、筋収縮に関与。99%は貯蔵カルシウムとして、1%は機能カルシウムとして存在。	Mg欠乏症 ミネラルの吸収阻害	骨粗しょう症 骨軟化症	干しえび にぼし ひじき
	リン(P)	骨、歯形成、細胞膜、核酸の構成成分。体液pH、浸透圧調整。ビタミンB群の働きを補助。	腎機能低下 Ca吸収抑制	骨軟化症 くる病	干しえび 大豆 干しのり
	カリウム(K)	神経、筋肉機能維持、細胞内液の浸透圧維持。情報伝達に関与。	筋力低下 血圧低下	無気力 筋肉麻痺	ほうれん草 かぼちゃ きな粉
	イオウ(S)	皮膚、髪の健康を保つ。胆汁分泌を助ける。細菌感染の抵抗力向上。有害物質の蓄積防止。	起こりにくい	体毛伸長 成長悪化	たんぱく質食品
	ナトリウム(Na)	神経、筋肉機能維持、体液pH、浸透圧調整。神経伝達（筋収縮を含む）に関与。	高血圧	起こりにくい	漬け物 魚貝類 海草類
	塩素(Cl)	体液pH調整、消化酵素の働きを促進。胃液中の塩酸に含まれ、ペプシンを活性化。	腸内細菌バランス悪化	胃液の酸度が低下	塩気のあるもの
	マグネシウム(Mg)	骨、歯形成、神経、筋肉の機能維持。300種以上の酵素の補酵素として、その活性化に関与。	顔面紅潮	テタニー 神経過敏症	ごま ひじき 納豆 昆布
微量ミネラル	鉄(Fe)	体内での酸素運搬に関与。貧血予防に働く。葉酸、ビタミンB_6、B_{12}とともに赤血球の形成に関与。	呼吸抑制	貧血 口角炎	ひじき ごま 干しえび
	亜鉛(Zn)	核酸、たんぱく質合成、免疫機能に関与。味覚機能維持に関与。	ヘモジデローシス	味覚障害 免疫力低下	かき そら豆 小麦胚芽 ごま
	銅(Cu)	ヘモグロビン合成、メラニン色素合成に関与。乳児の成長、脳の発育にも働く。	起こりにくい	成長障害	ごま 干しえび きな粉
	ヨウ素(I)	甲状腺ホルモンの構成成分（代謝などに関与）。発育促進、基礎代謝向上。皮膚、髪の健康を保つ。	甲状腺腫	甲状腺腫	海草類
	セレン(Se)	過酸化脂質の分解、発ガン抑制。活性酸素除去酵素の構成成分の一つとして働く。	吐き気 下痢 腹痛	起こりにくい	魚貝類 小麦 卵類
	マンガン(Mn)	骨の構成成分。糖質の分解促進。	起こりにくい	まれに起こる	くるみ ごま
	モリブデン(Mo)	尿素、糖質、脂質代謝に関与、鉄の利用促進酸化酵素の補酵素として、その働きに関与。	銅欠乏症	貧血 尿酸代謝障害	豆類 穀類 種実類
	クロム(Cr)	インスリン作用促進、脂質代謝促進。	嘔吐 下痢	糖代謝異常	海草類 豆類
	コバルト(Co)	ビタミンB_{12}構成。ビタミンB_{12}として悪性貧血予防、神経系の正常化に働く。	起こりにくい	単体では起こりにくい	しじみ あさり 干しのり

栄養摂取の基本は食事から

旬の食材は、私たちの身体を整えるスーパー食材

食材は「旬の食材（その季節に収穫される食材）」から選ぶことを心がけることが、私たちの身体を整えるためには必要不可欠です。旬の食材には、その季節によって変化する体質や体調を整え、身体の自然治癒力を引き出すエネルギーが備わっています。自然が命を循環させて維持するように、旬の食材を身体に取り込むことで、その季節に伴う体調の変化を正常に戻してくれる働きを担ってくれます。

私たちが暮らす日本は、国土は小さいですが、縦に長い国ですので、旬の食材も土地によって変化があります。

自分が暮らしている土地で採れる旬の食材に、まずは目を向けてみましょう。

春に旬を迎える野菜たちには、ふきのとうやうどなどの山菜があり、そのほかにも菜の花や、そら豆、セロリ、春キャベツや新玉ねぎ、アスパラガスなどが旬を迎えます。

過酷な冬を耐え抜き、生まれた野菜であるため、各種ビタミンや鉄、亜鉛、マンガンなどのミネラルが豊富。その他 **「植物性アルカロイド」** の効果によって、強い香りや独特の苦味をもつものも多いのが特徴です。これらの食材は、冬の間に代謝機能が低下し、体内に溜まった老廃物を排出して新陳代謝を促進する効果が期待できます。体内のデトックスに特に有効な食材たちが実りを迎えるのが春です。

春の季節が終り、次は夏の季節がやってきます。夏は、暑い時期を乗り越え、身体の調子を整える時期です。夏に旬を迎える夏野菜といえば、トマトやピーマン、なす、きゅうりなど、どれも濃く、はっきりとした色が特徴な食材たちです。

夏の暑い時期は、夏バテにより、食が細くなったり、脱水症状、その他、紫外線の影響で肌へのダメージが大きくなってしまいます。そんな暑い季節に育つ野菜たちは、不足しがちなカリウムやビタミン類といった栄養素や水分も豊富に含むため、上昇した体温を下げてくれたり、傷ついた肌の修復などに効果を発揮してくれるのです。

夏の暑さが過ぎ去り、次は秋の季節がやってきます。秋は、夏に傷ついた身体を修復&寒い冬に備える準備の時期です。秋に旬を迎える食材は、さつま芋やかぼちゃ、里芋やれんこんなどが旬を迎えます。そんな秋野菜たちは、たんぱく質やでんぷん質、ビタミン類などが豊富に含まれ、真夏の日々で疲れた身体を回復に導くものが多く実ってきます。

また、根菜類には身体を温める効果があり、厳しい冬の時期に向けて体調を整えることができます。

そのほかにも、冷たいものの飲みすぎで疲れた胃腸の調子を整えたり、便秘やむくみ改善、紫外線で傷ついた肌の修復も行ったりする効果も期待できるのです。

一年の内で、冬は植物が育ちにくいとされています。冬は身体を温め、厳しい冬を乗り越える時期です。冬に旬を迎える食材は、大根やごぼう、ほうれん草や白菜などが旬を迎え、火を通すとおいしさを増す食材が揃っています。

キャベツやにんじん、大根が冬にかけて甘くなるのは、過酷な環境下で凍りついてしまわないために、自らの実（種）を守り、野菜が糖化していくから。そんな冬野菜には、消化を助け身体を温める滋養効果が高く、ミネラルなどの栄養素が豊富です。

また、日本人が代々つないできた食の知恵である「乾物」を駆使した料理によって、採れる野菜の量が少なくても栄養不足にならないように、工夫を重ねてきた文化があります。

厳しい冬を乗りきるために、冬野菜は私たちの身体を守ってくれているのです。

食材はできるだけ皮もアクも丸ごと食べよう！

「生命あるものを丸ごと食べる」。これは、人間が頭のてっぺんから足の先まで余分なものは一つもないように、野菜も穀物も魚も、生きているものには余分なものはないということです。野菜は根から葉まで、小魚は頭から尾まで、お米なら玄米、全粒粉というように全部食べるということで、その食材が持つ力を最大限に身体に取り入れることができるのです。

また、皮や芯など硬い部分は、以前は消化に悪い、栄養があまりないとされていましたが、近年になって、食物繊維が豊富なため、腸の健康に役立つこともわかってきました。

ただし、「なるべく何でも丸ごと食べたほうがいい」とはいっても、米なら籾ごとというわけではなく、現実的に可能な範囲で、できるところから実践してみましょう。

野菜などの皮をむかずにいただくには、農薬などが残っていないことが大切です。そのため、できるだけ自然な農法で栽培された作物など、余計なものを加えていない安全な食べ物を選ぶことが重要になってきます。

野菜の栄養素が減っている⁉ 現代の栄養素の真実

野菜の栄養素は、昔よりも激減しているのを知っていますか？

よく年配の方が、「最近の野菜は味が薄い」「昔と比べて味が違う」などという言い方をしていますね。これは気持ちの問題ではなく、実はデータからも実証されています。

にんじんを例にとってみましょう。

１９５０年のデータと２００５年のデータを比べると、なんと同じ量のにんじんに含まれるビタミンAは81％も減っています。１９５０年の野菜と同じだけの栄養素をとるには、倍以上の量を食べなければいけないことがわかります。にんじん以外にもほうれん草に含まれる鉄分は、なんと85％も減っています。

栄養素が減ってしまう原因の一つとしては、大量生産により土壌のミネラルが減っていることも影響しています。

恐ろしいのはそれだけではありません。みなさんは、買ってきた新鮮な野菜をその日のうちに食べきっていますか？　買ってきたすべての野菜をその日のうちに食べきるのが理想ですが、一人暮らしをしている方、急な出張で外出をしなければいけないなど、忙しい毎日を送る方は、きっと野菜を消費するのにも時間がかかるのではないでしょうか。

冷蔵庫に保管している間にも、栄養素は減ります。さらに、水洗いや調理のときの熱など、手を加えるたびに、食物の栄養素はどんどん減っていってしまうのです。

また、冷凍食品やカット野菜も、大量の水で洗浄・消毒を行っているため、加工食品は特に栄養素の損失が心配です。

こうして考えると、私たちが普通の生活で口にしている野菜に、一体どのくらいの栄養素が残っているのか、不安になりませんか？

毎日自分で育てた家庭菜園の野菜や、農家さんから仕入れた採れたての野菜を食べることができればいいのですが、なかなか難しいのも現状です。そもそも、スーパーに並ぶまでにも、農協や問屋を通しているため、店頭に並んでいるものが、採れたてなわけではありません。

野菜を毎日しっかり食べている人でも、日本に暮らしている限り、十分な栄養素を採れていないということを肝にめいじておいてください。

食材の栄養価も変わってきている今、食材の栄養素を逃がさない工夫、そして、効率よく食べることが大きな意味をもってくるのです。

［ 食材の栄養価の比較 ］

	1950年	2005年
にんじん（ビタミンA）	4050μg	770μg
アスパラガス（ビタミンB2）	0.3mg	0.15mg
キャベツ（ビタミンC）	80mg	41mg
ほうれん草（鉄分）	13mg	2mg
玉ねぎ（カルシウム）	40mg	21mg

※栄養価は日本食品成分表をもとに、1950年は「初版」2005年は「五訂増補版」より算出

食品表示の見方

食品を購入するときはココをチェック！

仕事と子育ての両立で忙しく働くママや、一人暮らしの方などにとって、毎日の食事の準備はたいへんですよね。毎日手作りの料理が理想ではありますが、加工食品やお惣菜を上手に利用する日があっても、それはこの時代を生きるうえでは必要なことなのかも知れません。

しかし、加工食品やお惣菜、スナック菓子などは、食品添加物やカロリー、塩分が多そうで、食べることに抵抗がある方もいらっしゃると思います。

そんなときは、商品パッケージの裏面に記載されている食品表示を確認してみましょう。

食品表示は一見とても複雑でわかりにくいように見えますが、私たちが安全で健康な食品を選択できるための情報がたくさん詰まっているのです。その食品が、何からつくられ、どのようなものが添加されているのか、まずは確認することが健康・美容につながるはじめの一歩となるでしょう。

食品表示の見方をまずは理解し、今後の食品の選択に活かしていきましょう。ほぼ同じ値段でも、選択一つで、身体への影響は変わっていきます。同じ食べるなら、できるだけ身体にやさしい食品をぜひ選んでもらいたいのです。

原材料と食品添加物の見方

２０１５年４月から「食品表示法」という法律がスタートし、加工食品の添加物やアレルギーの表示方法の変更や、栄養成分の表示が義務づけられるなど、食品表示のルールが新しくなりました。これにより、私たち消費者が食品を見極めるうえで、より安心に選択できるようになったのです。

食品パッケージの裏面には「原材料名」という項目があります。そこには、その食品に使用されている原材料と食品添加物が記載されています。

原材料名は原材料の重量割合の高いものから順に表示し、その次に添加物を表示するというルールがあります。

これまでは、原材料と添加物の間に明確な区切りが無かったので、消費者はどこからが添加物なのかわかりにくい表示でした。しかし、新しいルールでは、原材料と添加物の区分を明確に表示することが義務付けられ、その方法の一つとして原材料と添加物の間に「／《スラッシュ》」を入れます。もし、食品添加物の数や種類を確認したい場合は、「／」以降の項目を確認すれば一目でわかるようになっています。

食物アレルギー表示の新ルール

食物アレルギーのあるお子さんの数は年々増えている傾向にあります。

食物アレルギーのあるお子さんが家に遊びに来たときにもあわてずに対応できるように、皆がアレルギー表示を正しく理解することが必要不可欠です。

食物アレルギー表示は命に関わる大切な役割を担っています。そのため、事故防止対策としてアレルゲン表示の法改正がありました。これまで「マヨネーズ」や「生クリーム」などは「卵」や「乳製分」が入っていることが予測できるとして、アレルゲン表示が省略されていました。しかし新ルールでは、すべての食品で必ずアレルゲンを表示するように義務づけられたのです。

※アレルゲン物質はすべて原材料名の中に（〇〇を含む）と記載される。

[食物アレルギー表示例]

特定原材料（表示が義務付けられている７品目）
原材料に特定原材料（えび・かに・小麦・そば・卵・乳・落花生）を含む場合は、原材料名欄に必ず表示する。

特定原材料に準ずるもの（表示が推奨されている21品目）
原材料に特定原材料に準ずるもの（アーモンド・あわび・いか・いくら・オレンジ・カシューナッツ・キウイフルーツ・牛肉・くるみ・ごま・さけ・さば・大豆・鶏肉・バナナ・豚肉・まつたけ・もも・やまいも・りんご・ゼラチン）を含む場合は、原材料名欄に可能な限り表示をする（必ず表示されているとは限らない）。

コンタミネーションに関する表示（任意表示）
商品に特定原材料等を含まないで製造しているにもかかわらず、その商品に混入の可能性がある場合は、その旨を注意喚起する表示をすることが望ましいとしている（必ず表示されているとは限らない）。

あんしんフィッシュソーセージ

名　称	魚肉ソーセージ
原材料名	いとよりだい、たら、結着材料（植物性たん白、ゼラチン、でん粉）、豚脂、食塩、砂糖、乳製品、醤油（大豆、小麦をふくむ）、香辛料／調味料（アミノ酸等）、レシチン（卵由来）
内容量	180g
賞味期限	2020/3/15
保存方法	10℃以下で保存して下さい。
販売所	**コープあんしん生協協同組合** ○○県○○市○○町○○番地
製造所	**安全第一食品株式会社** △△県△△市△△町△△番地

本商品に使用しているいとよりだいは、えびを食べています。

出典：東海コープHP「おいしくって安全なお話2020年8月号」

二つの期限表示

期限表示には**「消費期限」**と**「賞味期限」**があるのはご存知でしょうか。

消費期限とは「安全に食べられる期限」のことです。一方、賞味期限とは「おいしく食べられる期限」のことです。消費期限は期限を過ぎてしまった場合には食べられませんが、賞味期限は期限が数日過ぎたからと言って即座に食べられなくなるというわけではありません。また、3か月以上保存できる食品は、年月の表示だけで日にちまで表示しない食品もあります。期限内に食べきるのが原則ですが、期限を過ぎてしまった場合は、その食品は「消費期限」なのか「賞味期限」なのかを確認することが大切です。

栄養成分表示の義務化

栄養成分はこれまで任意表示でしたが、健康志向の高まりから、2020年3月までに義務表示になりました。さらに、これまでは食塩量はナトリウム表示であったため、消費者にとっては何gの食塩が含まれているのかわからない表示でしたが、新ルールでは、食塩相当量が義務表示となっています。

商品の購入にチェックしたいポイント

ポイント①
原材料と添加物「どんな素材が使われているのか」

ポイント②
アレルギーの表示「アレルギーの心配はないか」

ポイント③
期限の表示「いつまでに食べればいいのか」

ポイント④
栄養成分の表示「カロリーや塩分はどのくらいあるか」

［ 栄養成分表示例 ］

旧 栄養成分表示 100gあたり

熱量	280kcal
たんぱく質	20g
脂質	20g
炭水化物	5g
ナトリウム	600mg

→

新 栄養成分表示 100gあたり

熱量	280kcal
たんぱく質	20g
脂質	20g
炭水化物	5g
食塩相当量	1.5g

義務表示項目はナトリウムに変えて、食塩相当量での表示となります。
出典：消費者庁HP「食品の栄養成分表示について」

第2章

身体に不要なものはデトックスでスッキリ！

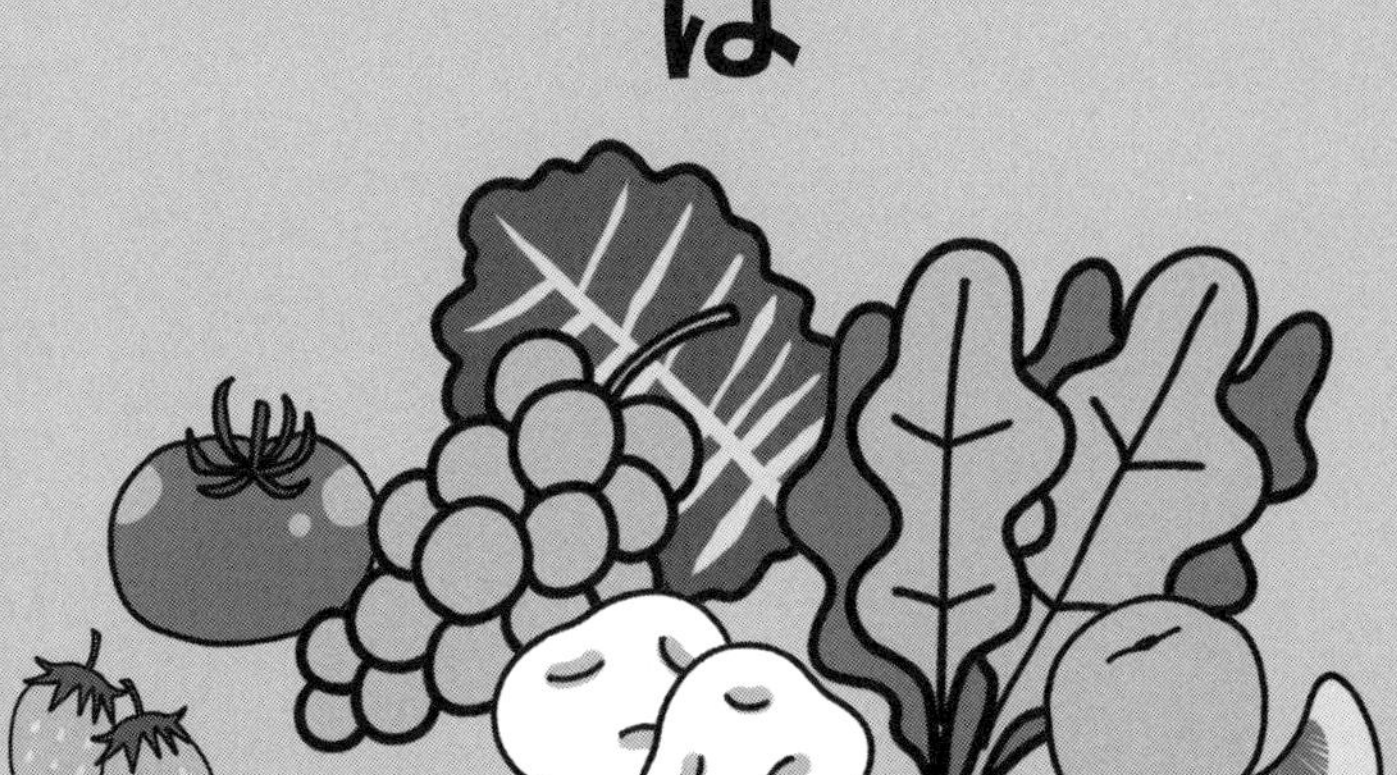

私たちの身体はデトックスを求めている

身体の断捨離の必要性

私たちは「健康」「美容」を意識するうえで、主に「食べること」を重点に置き、いかに質のいいものを食べるか、また、その食べ方などを意識しがちです。しかし、まず見直していただきたいことは、「身体の毒素を出す」という「引き算の健康法」です。

なぜなら、どんなに栄養価の高い食品や健康食品を取り入れたとしても、身体の中が汚れ、本来の機能を妨げているとしたら、せっかくとった栄養素もむだになってしまうからです。

部屋の大掃除と同じように、まずは部屋に溜まったいらないもの、汚れをきれいに落とさなければ、カビや虫の繁殖が進んでしまい家に住むことも難しくなってしまいます。

私たちの身体も、まずは体内の大掃除を行い、身体の中をきれいにすることが、健康・美容の第一歩だということです。体内の大掃除をすることによって、身体も心もよりきれいになり、必要な栄養素を効率よく吸収することにもつながっていくことでしょう。

[有害物質に囲まれている私たちの生活]

現代社会では、身のまわりにたくさんの有害物質が潜んでいて、無縁の生活を送ることは難しい。これらがどんどん体内に蓄積されると、さまざまな不調を生じる要因に。

症状例）

・身体が冷える(冷え性)/便秘症/肥満/高脂血症/高血圧/糖尿病/ガン/代謝機能の低下/ホルモンバランスの乱れ(生理不順・無月経)/アトピー性皮膚炎/喘息/自閉症/痴呆症/など

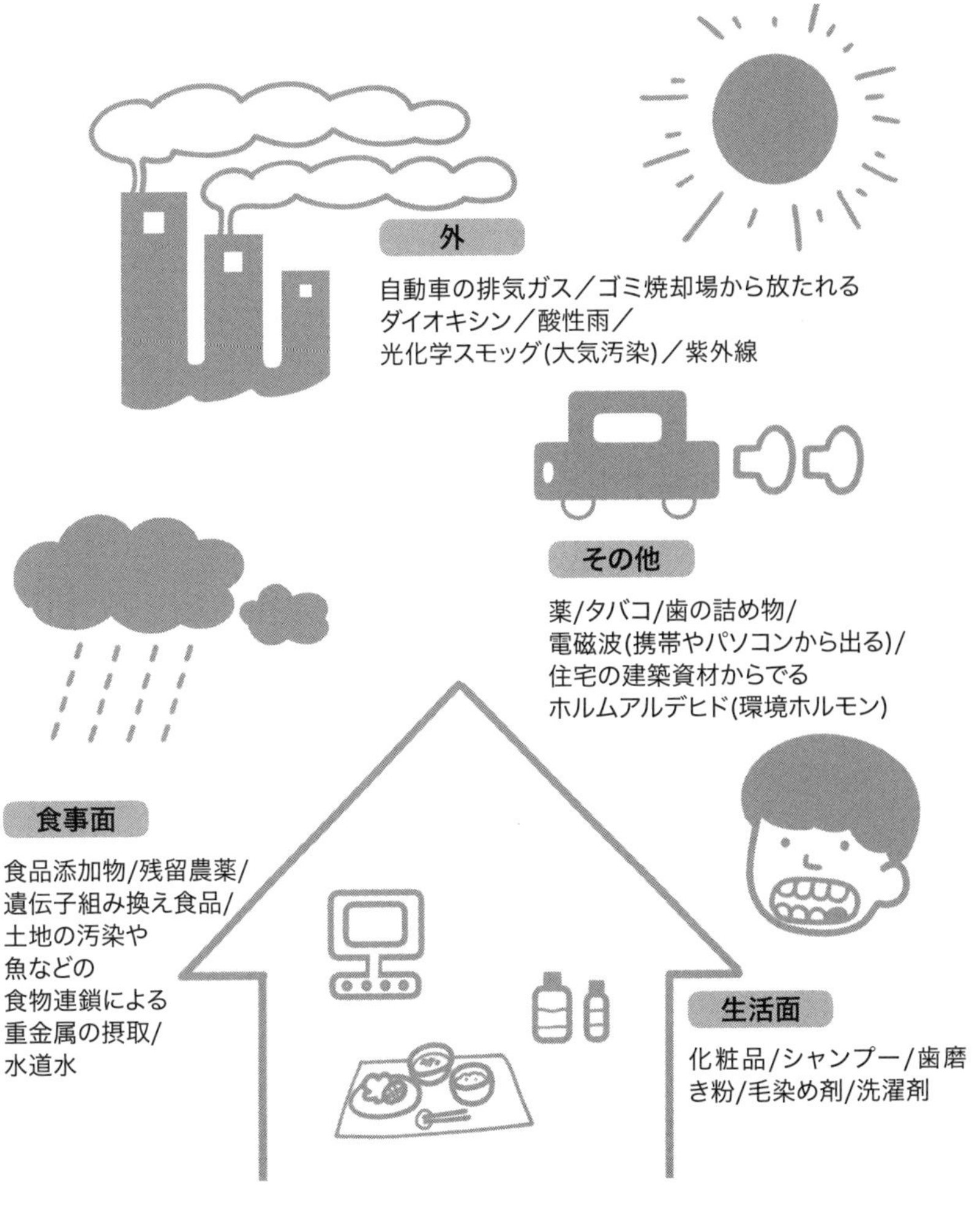
外
自動車の排気ガス／ゴミ焼却場から放たれるダイオキシン／酸性雨／光化学スモッグ(大気汚染)／紫外線
その他
薬/タバコ/歯の詰め物/電磁波(携帯やパソコンから出る)/住宅の建築資材からでるホルムアルデヒド(環境ホルモン)
食事面
食品添加物/残留農薬/遺伝子組み換え食品/土地の汚染や魚などの食物連鎖による重金属の摂取/水道水
生活面
化粧品/シャンプー/歯磨き粉/毛染め剤/洗濯剤

食事に含まれる有害物質① 農薬

日常の食生活で体内に取り込まれる化学物質「農薬」

さまざまな有害物質が存在する中で、最も影響が懸念されるものが、私たちが毎日口にするたべものに含まれる化学物質です。

たとえ微量であっても、直接摂取するだけに、毎日の食事となるとその影響は計り知れないものになります。最も気になるものが、農作物などの生産過程で使用される「農薬」です。

有害な化学物質の中でも、農薬は「薬」ではなく、何らかの生物を殺す殺生物剤(バイオサイド)といわれます。そのため、**人体にも影響を及ぼすことがあり、注意が必要**です。現在、日本で使用が認められている農薬は、約500種類以上あるといわれます。農作物や園芸植物を害虫や病気から守ったり、除草剤として使用されたりするなど、用途や種類はさまざまです。

農薬は、人に対しても毒性を持つものが多く、農業従事者に対する健康被害、農作物への残留農薬、その他さまざまな環境被害が問題となってきました。そのため、農薬の使用に関しては、一つ一つの農薬について、安全性や、使用後どのくらい分解されたり、農作物に残ったりするかを国が確かめ、残留農薬の基準や栽培時の農薬の適切な使用方法が決められています。

しかし、だからといって、私たちの身体に全く影響を及ぼさないと、断言できるものではありません。安全性を確かめる毒性試験では、動物実験により基準が設けられています。また、農薬の毒性試験では単一の農薬でしか検査を行っていないため、体内で複数の農薬が人体に及ぼす影響は確かめられていないのです。

国民生活センターの調査によると、市販の農作物には30～40％の割合で農薬が残留しているとの報告もあります。毎日口にする食材だからこそ、どのような栽培方法でつくられているか、できるだけ農薬に配慮された食材を選択していくことが大切です。

さまざまな農薬の中でも特に注意したい「ポストハーベスト農薬」の危険性

ポストハーベスト農薬とは、簡単にいうと収穫（ハーベスト）されたあと（ポスト）に、収穫物である果物や穀物、野菜に散布する農薬のことです。なぜ収穫されたあとに、わざわざ農薬を使用するのでしょうか。

それは、遠い外国から時間をかけて運ばれてくる輸入農作物は、その運送時間が長くかかるほど、運搬中に発生する害虫やカビによって品質を悪くし、商品価値を下げてしまうからです。また、万が一、カビが発生してしまったものを消費者が食べてしまえば、食中毒になる危険が高まってしまいます。それらを防ぐために、ポストハーベスト農薬を使用するのです。

特に輸入作物では、日本国内で使用が認められていない薬品が使われていることがあり、また、栽培中に使用する薬品とは違い、出荷される作物に直接薬品を散布するので、残留農薬が高いことも懸念されます。

日本国内では、ポストハーベスト農薬は「食品添加物」に含まれ、食品衛生法第10条により、国内での使用は禁止されていますが、外国で収穫された農作物に関しては、「保存」という目的で輸入されるため、使用は認められているのです。

食品添加物に指定されている防かび剤には、OPP（オルトフェニルフェノール）・TBZ（チアベンダゾール）・イマザリルなどの殺菌剤が含まれています。

ポストハーベスト農薬の問題点

ポストハーベスト農薬は通常畑で使われる農薬の百〜数百倍の濃い濃度で使われているとい

[ポストハーベスト農薬が皮、果実それぞれにどのくらいの割合で残留しているのか]

		皮と果実、部位ごとの残留割合（%）			残留農薬重量（mg）			サンプル重量（g）
		OPP	TBZ	イマザリル	OPP	TBZ	イマザリル	
グレープフルーツ（アメリカ）	皮	99.8	98	98.5	0.34	0.23	0.69	71
	果肉	0.18	2.02	1.50	0.00062	0.0047	0.011	310
オレンジ（アメリカ）	皮	100.0	97.9	89.9	0.00017	0.45	1.2	55
	果肉	0.00	2.09	10.1	0	0.010	0.13	165
メロゴールド（アメリカ）	皮		96.6	98.9	0	3.7	2.8	146
	果肉		3.41	1.09	0	0.13	0.030	454
レモン（アメリカ）	皮		99.0	99.6	0	0.14	0.39	31
	果肉		1.04	0.39	0	0.015	0.015	69
ライム（メキシコ）	皮			90.2	0	0	0.16	20
	果肉			9.84	0	0	0.017	52
スウィーティー（イスラエル）	皮		91.8	92.9	0	0.45	1.1	92
	果肉		8.17	7.08	0	0.040	0.085	256
甘夏（国産）	皮				0	0	0	120
	果肉				0	0	0	278
いよかん（国産）	皮				0	0	0	106
	果肉				0	0	0	185
レモン（国産）	皮				0	0	0	27
	果肉				0	0	0	80

出典：農民連食品分析センター（柑橘類の残留農薬調査2016）

われ、農薬は表面に付着するだけではなく、皮の中にまで浸透する危険もあります（洗い落としきれない）。

使われる農薬の中には、発ガン性や催奇形性が疑われる薬剤も存在するため注意が必要です。みなさんは、スーパーで、レモンなどの柑橘系果物のポップに「防カビ剤ＯＰＰ、ＴＢＺ、２，４‐Ｄ」といった表示を見かけたことはありますか？

「２，４‐Ｄ」という農薬はかつてベトナム戦争で使われた「枯葉剤」と同様の成分です。薬剤の製造過程で副産物として含まれるダイオキシン類が混入し、現地で奇形をもつ子どもが生まれる原因とされました。

これらポストハーベスト農薬でアレルギー反応を起こし、輸入農産物の大半を食べることさえできない人が増えています。特に、化学物質過敏症と呼ばれる症状をもつ子どもたちにとっ

［ 残留の恐れのある輸入農産物 ］

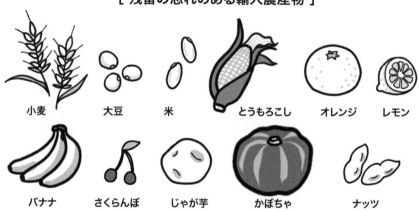

食糧自給率が40%以下といわれる日本。
現在輸入されるポストハーベスト農薬使用の可能性がある農産物。

ては、残留農薬がたとえ基準値以内の検出量でも、発症してしまうとされています。

たとえば、日本国内で消費される小麦の85％以上は外国産（農林水産省食料需給表2015年度より参照）。パン用に限っては、99％が輸入麦です。実際、その輸入小麦についても、国で定めた基準値以内でありながら、ポストハーベスト農薬（マラチオンなど）の残留が毎年認められています。

マラチオンは精子数を減らすという環境ホルモン作用が指摘されています。パンは家庭で食べられるほかに、子どもたちは学校給食でも日常的に食べている食品の代表格です。

[残留農薬ランキング　ワースト12]

1位：いちご	7位：桃
2位：ほうれん草	8位：チェリー
3位：ケール	9位：梨
4位：ネクタリン	10位：トマト
5位：りんご	11位：セロリ
6位：ぶどう	12位：じゃが芋

※2020年版EWG(環境ワーキンググループ)調べ

食事に含まれる有害物質②
食品添加物

日本人は1年間に約4kgもの食品添加物を食べている

「農薬」以外にも、加工食品に添加されている化学物質の毒性に気をつけなくてはなりません。食品添加物は、加工食品の製造や、食品の味や色合い、鮮度などを保つことを目的として使用されており、私たちは知らず知らず、たくさんの食品添加物を体内に取り込んでしまっているのです。

ある試算によると、日本では1人が1年間に約4kgもの食品添加物を食べているといわれています。さらに、ほぼ毎日、外食やコンビニ食などを利用し続けていれば、4kg以上摂取してしまうかもしれません。

また、現在、食品添加物は1500種類以上が使用され、**世界一の添加物大国**ともいわれています。

そんな食品添加物ですが、私たちの身体には一体どんな影響があるのでしょうか。

実際問題、これまでに発ガン性が確認された化学物質は数百種類にものぼり、中にはアレルギーを発症させる疑いのあるものが少なくありません。そのほか、神経系に悪影響をあたえるものなど、さまざまな種類や影響が懸念されているのです。

※発ガン性が確認された化学物質

身体の中で発ガン物質に変化することが確認されている食品添加物には、防カビ剤（オルトフェニルフェノール）、酸化防止剤（ブチルヒドロキシアニソール）、漂白剤（過酸化水素）、発色剤（亜硝酸ナトリウム）などがある。

そのため、減らせる部分は減らせる努力を。加工食品を買うときは表示を確認し、添加物の少ないものをできるだけ選ぶこと。

どんなものがどのような目的で使用されているか、知っておくことも大切。また、できるだけ生鮮食品を購入し、自宅で調理することが添加物の少ない食生活にもつながる。

食品添加物の原材料表示

食品添加物の表示では、原材料名の「／《スラッシュ》」以降に記載されていたり、段落をあけて、食品添加物の表示が義務づけされています。

食品添加物の表示では、いくつか表示のからくりがあるため、表示の見方について理解することが、ポイントです。

※添加物の表示方法については、原則として、全ての添加物の物質名を添加物に占める重量の割合の高いものから順に表示する。

ルール① 物質名で表示する

使用された添加物は、原則としてすべて物質名表示です。品名、別名、簡略名、類別名のい

[添加物表示例]

原材料名：小麦粉、砂糖、植物油脂（大豆を含む）、鶏卵、アーモンド、バター、異性化液糖、脱脂粉乳、洋酒、でん粉
添加物：ソルビトール、膨張剤、香料、乳化剤、着色料（カラメル、カロテン）、酸化防止剤（ビタミンE、ビタミンC）

[例外]
一括名表示
用途名併記

添加物表示部分

出典：消費者庁HP「食品添加物表示について」

[食品添加物の表示]

1原材料と添加物を記号「／」で区分して表示

原材料名	いちご、砂糖／ゲル化剤（ペクチン）、酸化防止剤（ビタミンC）

2原材料と添加物を改行して表示

原材料名	豚ばら肉、砂糖、食塩、卵たん白、植物性たん白、香辛料 リン酸塩（Na）、調味料（アミノ酸）、酸化防止剤（ビタミンC）、発色剤（亜硝酸Na）、コチニール色素

3原材料と添加物を別欄に表示

<table>
<tr><td rowspan="2">原材料名</td><td>豚ばら肉、砂糖、食塩、卵たん白、植物性たん白、香辛料</td></tr>
<tr><td>リン酸塩(Na)、調味料（アミノ酸）、酸化防止剤（ビタミンC）、発色剤（亜硝酸Na）、コチニール色素</td></tr>
</table>

出典：東京都福祉保健局HP「食品衛生の窓・加工食品（添加物）」

ずれかで表示されます。

【表示例】
L-アスコルビン酸（品名）＝ビタミンC（別名）

ルール② 用途名を併記する食品添加物

添加物の物質名だけでなく、その用途目的も併せて表示したほうがわかりやすいため、以下8種類の用途のものには、その用途名と物質名が記載されています。

甘味料　着色料　保存料　増粘剤　安定剤　ゲル化剤又は糊料　酸化防止剤　発色剤　漂白剤　防かび剤又は防ばい剤

【表示例】
甘味料（サッカリンNa）　保存料（ソルビン酸カリウム）

ルール③ 一括名で表示できる食品添加物

同じ目的で複数の添加物を使用する場合、一括して表示することが認められています。

難しい物質名が数多く並ぶよりわかりやすい一方で、添加物には複合的な働きをする物質も多いため、ある種の「隠れ蓑」として、一括表示が使われたり、添加物の使用量を増やしてしまう懸念があるため、注意が必要です。

たとえば、中華麵に使用される「かんすい」は数種類の添加物が配合されていますが、この品名を示すよりも、「かんすい」という一括名で表示したほうがわかりやすくなります。

ルール④ 表示が免除される場合がある

栄養強化の目的でビタミンやミネラルなどが添加された場合、また、食品の加工時に添加物を使用したが、最終食品に効果がない場合などはその添加物の表示は免除されます。

まとめ

一括表示や表示の免除など、食品添加物の表示では、原材料を見ただけでは、実際どんな食品添加物が含有されているのかが、消費者にはわからないのが現状です。

日々の食材選びでは、こうした表示のからくりを踏まえて、できるだけ添加物を避ける心がけをしていけるといいですね。一種類よりも二種類と、少しでも食品添加物の摂取量を減らしていくことが、身体に対する影響を少しでも減らしていくことにもつながっていくはずです。

デトックスで身体の毒出し！

ステップ① 第一歩は安全な食材選びから

「農薬」や「食品添加物」以外にも、その他さまざまな有害物質が、食べたものから体内に入ってしまうため、身体に入った有害物質を排出することももちろん大切ですが、まずは有害物質をできるだけ、体内に取り入れない食材の選択が必要不可欠です。食生活のポイントを抑えておきましょう。

〈食生活のポイント〉

①できるだけ安心・安全な食材を選び、自分で調理する
②食材がもつ力を活かす
③伝統的な日本食を基本として、バラエティに富んだメニューを心がける

では、日頃からどのような食生活を心がければよいのでしょうか。

まず第一ステップとして、毎日の食材に注意を払うことが大切です。「農薬」の害から、身体を守るためにも、できるだけ無農薬（減農薬）、無添加、天然のものなど、安全な食材を選びたいものですね。

たとえば、穀物や野菜、果物は、「有機」マークなどがついた無農薬か減農薬、有機栽培のものや旬のものを選ぶとよいでしょう。調味料や加工品も、原材料が有機栽培であるか、添加物が少ないものがおすすめです。

あまりストイックになってしまうと、それがストレスになる場合もあります。それで病気になってしまったら元も子もありません。

最近は、オーガニック食品や自然食品を扱うお店も増え、手軽にインターネットで購入することができる時代になりました。できる範囲で、安心・安全な食品を購入するといいでしょう。また、ファーマーズマーケットや生産者さんを訪ねて、どのようにつくっているのか、どのようなこだわりがあるかなど、実際にお話を聞いて見るのもいいかもしれません。

生産者さんの顔が見える、安心・安全な食べ物を購入することは、自分の身体を守るだけではなく、良心的な生産者さんを支え、ひいては環境保護にもつながります。

毎日の生活の中で、忙しく食事をつくることが難しい方もきっといらっしゃることでしょう。しかし、毎日どんなものを食べているのかは、とても大事なことです。合成保存料や着色料などが含まれていない食品なども、現代では多く販売されるようにもなりました。

できあいのものであっても、なるべく素材の味を活かした惣菜を選ぶように心がけましょう。心がこもっているおいしい食品を食べることによって、単にバランスのとれた栄養のみならず、食材のもつ色素や辛み、渋みなど、有効成分や抗酸化成分を身体に取り入れることができます。

そして、楽しみながら食事をいただくことにより、心までもが元気になっていくはずです。体内毒素を効率よく排出する意味からも、できるだけ安全な食べ物を選び、自分で楽しみながら調理をし、ゆっくり素材の味を楽しんでみてください。

ステップ②
毒素を捕まえよう！ キレート効果で体内浄化

身体の中に溜まった毒素は、普段の食事から、効率よく体外に排出させることが大切です。食材に含まれているキレート成分が毒素と結びつき、体外に排出したり、無害化へと導きます。

そもそも、キレートとは、「カニのはさみ」という意味です。カニのはさみのように、体内の有害物質を挟んで排出する効果が期待できます。中でも、有害ミネラルは通常の生活では体内に極微量しか存在しないと考えられますが、日々の生活で体内に蓄積されていきます。

日常レベルの蓄積では疾患には至りにくいですが、体内で細胞の生成や修復阻害、代謝、酵素、ホルモンの働きを阻害します。

また、活性酸素の産生の促進により慢性疲労やイライラ、肌荒れ、便秘など不定愁訴が生じます。さらに、軽度でも長年蓄積することで高血圧や心臓病、高脂血症などの生活習慣病や、老化引き起こすことが考えられています。

日常的に有害ミネラルの蓄積予防を行い、排出を促進することが大切です。

毛髪検査で有害なミネラルの蓄積チェック

水銀、ヒ素、鉛などの有害金属は、少量でも細胞レベルでの影響が心配され、さらに蓄積するとさまざまな病気や体調不良、老化現象などを引き起こすと考えられます。

体内にどんな有害金属が溜まっているかを知ることは、デトックスへの第一歩です。

「毛髪ミネラル検査」は有害金属の蓄積や有害金属を排出するためのミネラルの過不足を把握することができるので、一度医療機関で検査を行ってみるのも、自身の身体について知るいい機会になるかもしれません。

[有害ミネラルのいろいろ]

名称	特徴	健康障害の兆候	考えられるおもな原因
アルミニウム (Al)	アルツハイマーや認知症に関与するといわれる。調理器具などからも溶け出すため、過剰摂取が懸念される。	食欲不振、息切れ, 筋肉痛、けいれん、胃腸障害	アルミ鍋、アルミホイル、歯磨き粉、胃腸薬、ふくらし粉
カドミウム (Cd)	イタイイタイ病の原因物質。酸素や栄養素の働きを阻害する。腎臓病、肺気腫の誘発原因	脱毛、貧血、疲労、食不振、血圧上昇、神経過敏	排気ガス、たばこの煙、石油タイヤの摩耗粉塵、メッキ工場
鉛 (Pd)	鉛中毒で知られる有害ミネラル。汚染源は生活環境の中に多く存在。環境ホルモン物質として注目。	貧血、不安感、めまい、骨や筋肉の痛み、頭痛	ガソリン、絵の具、古い水道管の水、排気ガス
水銀 (Hg)	水俣病を引き起こした原因物質。大型魚介類に特に多く蓄積しやすい。アトピー性皮膚炎の原因。	うつ状態、皮膚炎、眠気、しびれ、情緒不安定	汚染された魚介類、農薬、化粧品、破損蛍光灯アマルガム(歯の詰め物)
ヒ素 (As)	生活環境の中で広く分布するミネラル。通常の食事では過剰摂取の心配は特にない。	疲労、手足の灼熱感、胃腸障害、吐き気	残留農薬、殺虫剤、除草剤、産業廃棄物
ニッケル (Ni)	金属アレルギーを引き起こしやすい物質のひとつ。IARC(WHO外部組織)では、発ガン物質として定義されている。	無気力、疲労、下痢、不眠、皮膚炎	喫煙、マーガリン、メッキされた金属

体内浄化に効果的な成分

食材にはさまざまなキレート効果をもつものがあり、それらを食事に加えることで、日々のデトックスにつながっていきます。いくつかキレート効果のある食材をご紹介します。

◆ケルセチン

ケルセチンは、野菜や果物に多く含まれるポリフェノールの中の、フラボノイドの一種です。フラボノイドは天然の色素化合物で、ほかにアントシアニン、カテキン、イソフラボンなどがあり、ファイトケミカルの一つです。

ケルセチンは、フラボノイドの中でも**強力な抗酸化力**をもち、ガン、動脈硬化、ストレス、アレルギーにも効果が期待され、**体内の有害ミネラルのデトックスにも有効**といわれています。

体内に入った有害物質は、脂肪に溜まりやすい特徴があり、それが蓄積されていくことにより、身体にさまざまな不調が生じます。ケルセチンには、**脂肪分解促進作用**があるため、脂肪を分解し、身体に溜まった有害物質も一緒に体外への排出を促してくれるのです。

このケルセチンは、他のキレート作用がある成分と一緒にとることで、相乗効果が期待できる成分です。食べ合わせにも工夫できるといいですね。

【多く含まれる食材】

玉ねぎ（外皮）・りんご・ぶどう（皮）・アスパラガス・ブロッコリー・緑茶　など

◆セレン（セレニウム）

セレンはセレニウムとも呼ばれ、微量必須ミネラルの一つです。

抗酸化作用が高く、体内の細胞を酸化から守ります。細胞が酸化してしまうと、老化やガン、動脈硬化などの原因になります。

セレンは、その原因となる活性酸素を抑える「グルタチオンペルオキシターゼ」という、**抗酸化酵素の構成成分**となったり、**甲状腺ホルモンを活性化する酵素の構成成分**にもなったりします。また、セレンには有害ミネラルを無毒な化合物に変化させ、排出させる**デトックス効果**があります。

摂取のポイントは、ケルセチンと同じく強い抗酸化作用をもち、活性酸素を抑える、ビタミンCやEと一緒に摂取することです。

【多く含まれる食材】

かつお節・たらこ・かれい・あさり・ししゃも・うなぎ・ぶり　など

◆メチオニン

メチオニンは体内で合成することができない、必須アミノ酸の一つです。

Lメチオニンと呼ばれるメチオニンは、**肝臓の老廃物や毒素を体外に排出**して代謝を促してくれます。代謝がよくなると、血中コレステロールも効率的に燃焼でき、脂肪の蓄積を防ぐことができます。

ただし、お酒を飲みすぎると、肝臓内のアルコール分解のために大量消費されてしまいます。メチオニン不足にならないように、お酒の飲みすぎには注意しましょう。


【多く含まれる食品】

鶏肉・牛肉・羊肉などの肉類・まぐろ・かつおなどの魚貝類・牛乳やチーズ・豆腐・ナッツ類など、幅広い食品に含まれる

◆クエン酸

クエン酸は私たちの腸内、動物にも存在する有機酸で、食品添加物の酸味料や酸化防止剤としても使用されています。

効能にはさまざまなものがありますが、その一つとして、**デトックス効果**が期待できます。

またクエン酸は、肝臓で脂肪の代謝を高め、体内の老廃物を分解、排除することから、**血流を改善**します。ストレスや脂肪の多い食生活でも、血液をサラサラにすることから、高血圧や高脂血症、糖尿病などの生活習慣病の改善にも効果が期待できるといわれています。

さらに、食品から摂取しなければならないミネラルやビタミンの吸収を高める働きがあるため、デトックスの効果をより発揮させるためには、なくてはならない成分です。

【多く含まれる食材】

梅干・黒酢・レモン・オレンジ　など

◆硫化アリル

ねぎ類・にんにく・にらなどのねぎ科植物特有の匂い成分が「硫化アリル」です。

硫化アリルは、**解毒作用が高く、体内の有害物質や毒素を排出する効果**が期待できます。血液に入った毒素は、肝臓で有害な脂溶性物質から水溶性物質に変換され、体外へ排出されます。硫化アリルは、この反応を進める「グルタチオンS転移酵素」の活性を高め、肝細胞の解毒作用を高めてくれるのです。

また、抗菌作用があり、ビタミンB_1の吸収を助けてくれるので、ごま、豆苗などと一緒に食べると効果的です。

【多く含まれる食材】

にんにく・長ねぎ・玉ねぎ・あさつき・にら・らっきょう

食物繊維のデトックスパワー

食物繊維は毒素を吸着して出す

第6の栄養素と呼ばれる「食物繊維」には、私たちの身体の毒素を体外へ排出する、まさにデトックスを行ううえで、なくてはならない存在です。

この食物繊維には、水に溶けない「不溶性食物繊維」と、水に溶ける「水溶性食物繊維」があり、不溶性と水溶性を2対1のバランスで摂取することが理想的です。

腸内での働きが異なるため、それぞれの特徴を知り、日々の食事でバランスよく食物繊維を摂取することが、デトックス力をより高めるポイントになります。

不溶性食物繊維は、大腸で水分を吸収して膨らみ、便のカサを増やします。また、腸壁を刺激し、排便を促す働きがあるため、便秘の解消にも役立ちます。

もし、腸内に有害物質がある場合は、それも一緒に吸着して、排出してくれるため、大腸ガンの予防にも効果が期待できます。

そのほかにも、満腹感を得やすいので、腹八分目を無理なく実践でき、食べすぎを防ぐこともできるので、ダイエットにも有効です。

水溶性食物繊維は不溶性食物繊維よりも、発酵・分解しやすいため、腸内に存在する「善玉菌」のエサになりやすいという特性があります。

また、善玉菌が水溶性食物繊維を分解するときにつくられる短鎖脂肪酸は、腸内環境を整えたり、血糖値の上昇を抑えるホルモンである「インスリン」の分泌を促してくれます。

インスリンの分泌が促されれば、脂肪細胞を燃焼させやすい身体に導いてくれるため、身体の脂肪組織に溜まった有害物質を効率よく排出するのにも役立ってくれるのです。

※注意!!　食物繊維をとりすぎると、下痢を起こしやすくなる。

また、下痢は水分とともに、体内のミネラ

[日本人の年代別食物繊維摂取量]

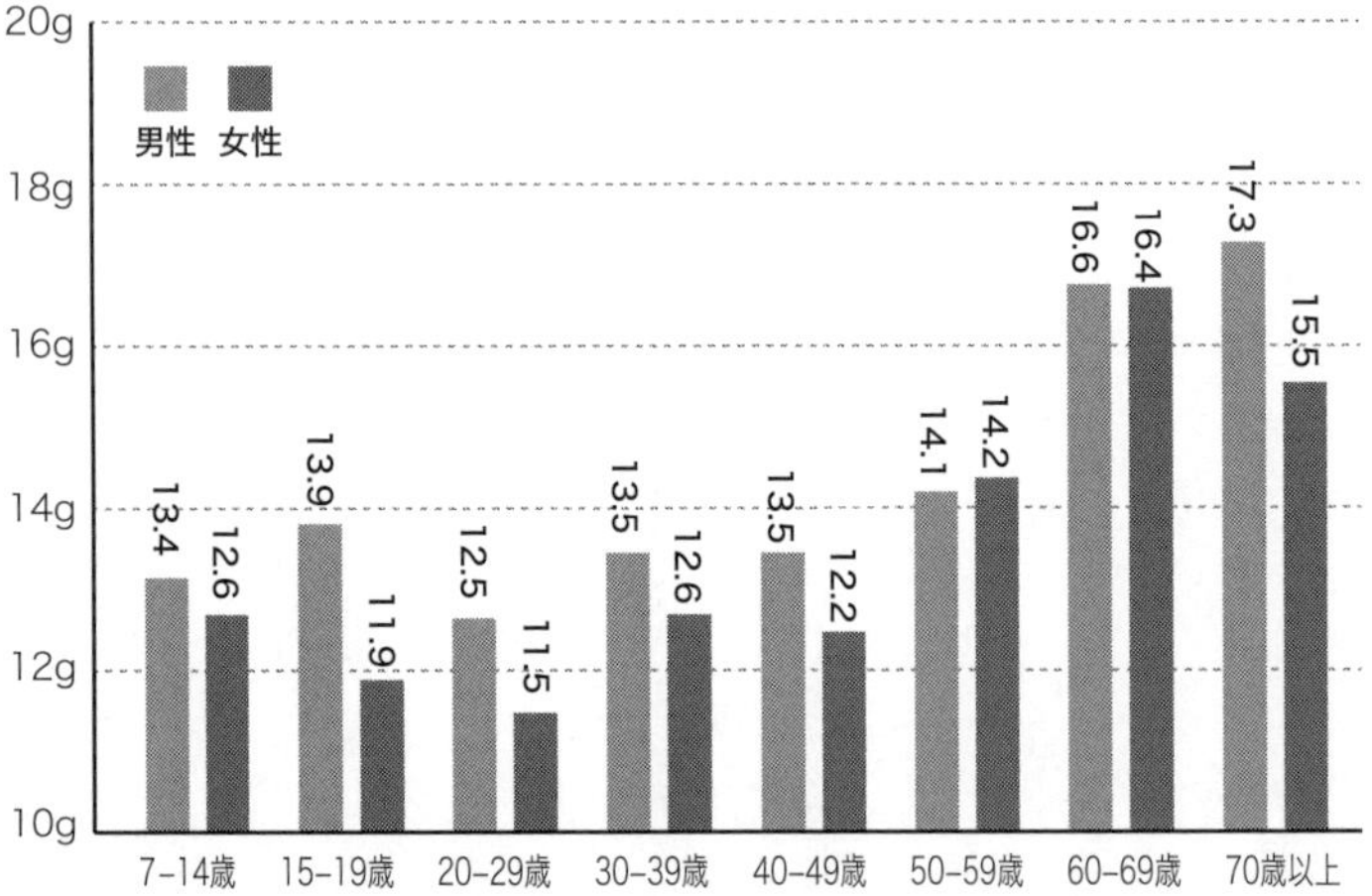

出典：平成29年国民健康・栄養調査日本人の食事摂取基準（2020版）

ルも排泄してしまうため、ミネラル不足の危険性も高くなる。

食物繊維が含まれる食材について

食物繊維は穀類、芋類、豆類、野菜、きのこ、海草、果物に豊富に含まれており、そのほとんどは、不溶性と水溶性の両方を含んでいます。しかし、野菜や豆類、きのこ類には、不溶性食物繊維の方が圧倒的に多く含まれています。

普段、あまり海草類を食べない人は、水溶性食物繊維が不足しやすい傾向にあります。

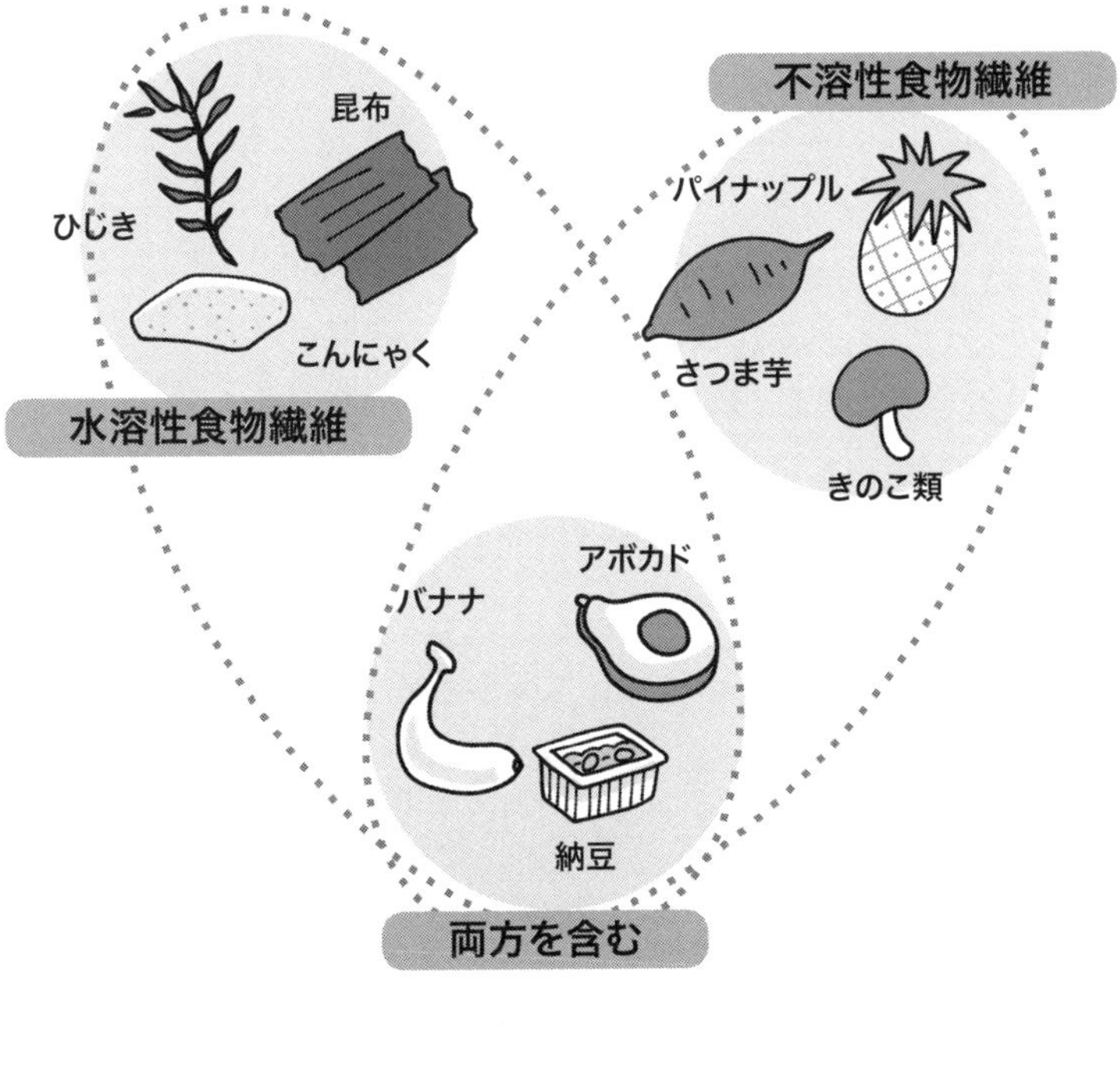

不溶性食物繊維の種類

◆リグニン

大根やごぼうなど、かたい根菜類に豊富な食物繊維。体内ではほとんど消化・吸収されずに食後血糖値の上昇をゆるやかにしてくれます。腹持ちがよいため、ダイエットにも効果的です。

◆セルロース、ヘミセルロース

玄米やライ麦など、穀類の外皮に多く含まれる食物繊維。消化・吸収されないまま、腸内を移動し、体内に溜まった有害物質を吸着するほか、便を増やしたり、腸壁を刺激したりして、排便へ導きます。

◆β《ベータ》-グルカン

きのこ類に豊富な食物繊維。特に、アガリクスやメシマコブなどのきのこに含まれるβ-グルカンは、免疫力アップやガン予防の効果が高いといわれています。

水溶性食物繊維の種類

◆ペクチン

りんごや桃、いちごなどの果物に多く含まれます。腸内の乳酸菌を増やし、有害物質を排出する働きがあります。ジャムなどの加工食品をつくるときの添化物に使われます。

◆グルコマンナン

こんにゃくに豊富な食物繊維。別名「こんにゃくマンナン」とも呼ばれます。食べたものを胃で包み込み、消化・吸収を穏やかにしたり、有害物質を取り込んで、体外に排出したりします。

◆アルギン酸

わかめや昆布など、海草のヌルヌルした部分に含まれる食物繊維。余分なコレステロールを排出します。もずくなどに含まれる「フコイダン」も同様の働きがあります。

体内で発生する毒素はファイトケミカルで除去！

実は、外的な有害物質を避けていたとしても、私たちの身体の中でつくられている**体内毒素**があるのです。それが「活性酸素」です。

活性酸素は、体内で、細胞伝達物質や免疫機能として働く一方で、過剰な産生は細胞を傷つけ、ガン、心血管疾患ならびに生活習慣病など、さまざまな疾患をもたらす要因となります。そのため体内には、活性酸素の傷害から生体を防御する抗酸化防御機構が備わっています。

体内では、活性酸素を消去するSOD（スーパーオキシドディスムターゼ）などの酵素が存在していますが、加齢や紫外線、ストレスなどで、活性酸素が体内で多くつくられると、処理しきれなくなってしまいます。

そこで注目されているのが、野菜や果物に多く含まれる**「ファイトケミカル」**という、植物に含まれる天然の化学物質です。このファイトケミカルは、抗酸化作用だけではなく、免疫力を高めたり、健康や美容によい働きをするものが多くあります。

ファイトケミカルは野菜や果物から、これまでに1000種類以上発見されています。トマトのリコピンや、緑茶のカテキンなどがよく知られていますが、それぞれの働きに特徴があるので、さまざまな食品をとることが、体内毒素を増やさないために大切なのです。

[ファイトケミカルの摂取のポイント]

	フィトケミカル	食品	効果
赤	リコピン	トマト、すいか	強い抗酸化作用
	カプサンチン	唐辛子、パプリカ	善玉コレステロールの増加
橙	プロビタミンA	にんじん、かぼちゃ	ガン予防
	ゼアキサンチン	パパイヤ、マンゴー	視力低下の予防
黄	ルテイン	とうもろこし、ゴールドキウイ	ガン予防
	フラボノイド	玉ねぎ、レモン	高血圧の予防
緑	クロロフィル	ほうれん草、オクラ	消臭・殺菌効果
紫	アントシアニン	なす、ブルーベリー	視力低下の予防
黒	クロロゲン酸	ごぼう、じゃが芋	血糖値上昇の抑制
	カテキン	緑茶、柿	ガン予防
白	イソチオシアネート	キャベツ、わさび	ピロリ菌対策
	硫化アリル	にんにく、長ねぎ	抗菌効果

デトックスの重要なキーワード「水」

良質な水があなたの身体を変える

水分は、身体の毒素を排出するためには、欠かせない役割を担っており、デトックスの重要キーワードといっても過言ではありません。

私たち人間の身体は、胎児で体重の約90％、新生児で約75％、子どもで約70％、成人では約60〜65％、老人では50〜55％が水分で満たされています。

この体内の水は、どのような働きをしているのでしょうか？　体内の水は、大きく細胞内液と細胞外液に分けられます。細胞内に存在する細胞内液は、体内水分の約3分の2を占めています。

一方、残りの3分の1である細胞外液は、体内を循環する血液とリンパ液、細胞と細胞の間に存在する細胞間液に分けられます。

血液は、身体のすみずみまで酸素、栄養、ホルモンなどを運ぶ、重要な役割を担っていると同時に、老廃物や過剰な物質を運び出し、体外に排泄するという大切な働きをしています。

その血液の半分以上は血漿《けっしょう》という液体です。そして、血漿のほとんどが水でできています。血漿にはナトリウムイオン、塩化物イオン、たんぱく質など、さまざまな成分が溶けていて、体に必要な栄養や酸素は、この水分にのせて運ばれているのです。

老廃物の除去には水が欠かせない

体内のすべての血液は、循環の過程で腎臓を通過し、クリーニングされています。このクリーニングが行われなければ、体内に老廃物が溜まってしまうのです。

腎臓は、血液の中の不要物を多量の水とともにろ過し、その後、まだ必要なものと水分

[人の水分の摂取と排泄]

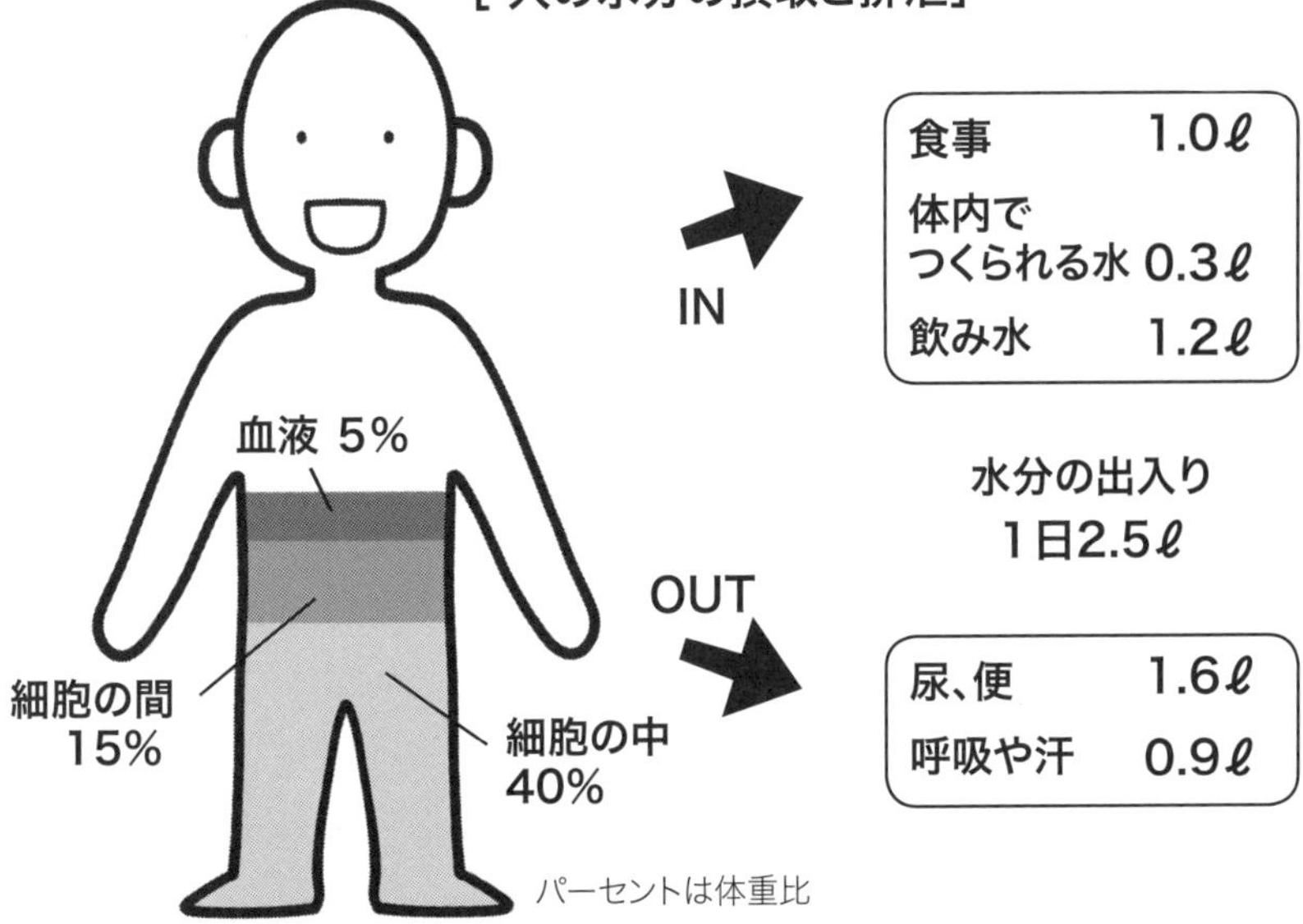

※環境省「熱中症環境保健マニュアル2018」をもとに作図

を再び吸収し、残った不要物と水分を尿として膀胱へ送っています。

成人で健康な人の平均的な1日の排尿量は、約1.2ℓ。最低でも500㎖の尿を排泄しないと、老廃物（新陳代謝など多くの生化学反応のあとに出る身体に不要な成分および有害物質）を、出しきることができないといわれています。

身体の有害物質の排出はもちろん、きれいな血液を常に体内に巡らせてあげるために、私たちは日々、水分を摂取する必要があるのです。

第3章

身体の浄化を高めるしくみと食べ物

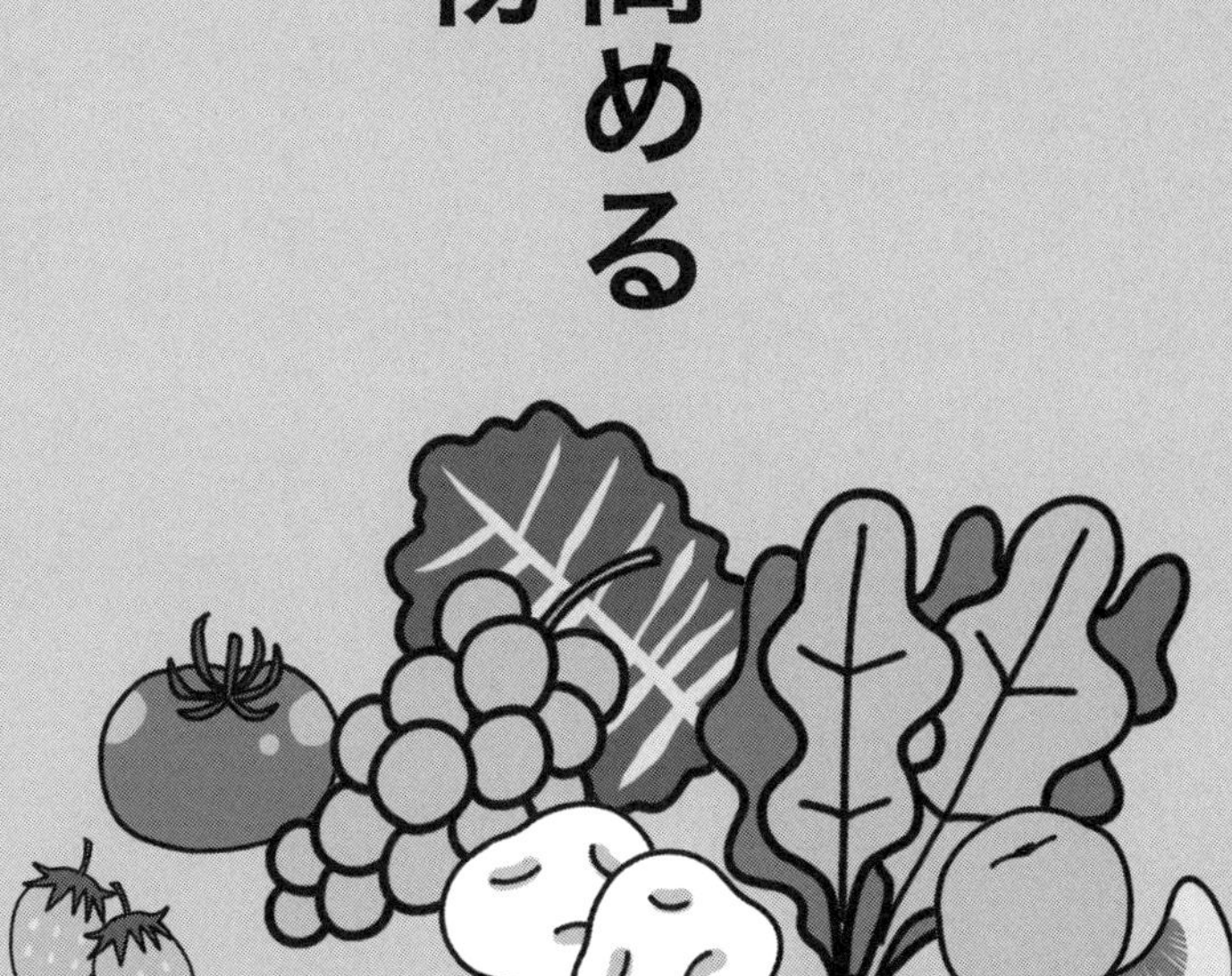

体内デトックスの要《かなめ》は肝臓

あなたの代謝力・解毒力をパワーアップ！

これまでの章では、外的な有害物質を体内に入れない工夫、また、栄養素により体内デトックスを高める方法をお伝えしてきました。

この章では、体内に入ってしまった毒素や有害物質を、私たちの身体に備わるデトックス機能により、体外に排出する身体の仕組みと、それを促す食べ物について、ご紹介していきたいと思います。

さて、皆さんは、**「腸肝循環」**という言葉を聞いたことがありますか？

最近ではよく、「腸と脳は密接に関わっている」「腸は第二の脳」といわれるように、腸と脳は密接に関わっていることが、さまざまな研究で明らかになってきました。

そしてまた、腸と肝臓も密接に関わり、体内デトックスに関しては「腸肝循環」が大きな役割を担っているといっても過言ではありません。

日々の食生活の中で、体内のデトックスパワーをより高め、体内に入ってしまった毒素や有害物質を身体の外に出していく習慣をつけていきましょう。

肝臓の主な働き ～肝臓は体内の化学工場～

肝臓は、食べ物として摂取したさまざまな栄養素を、代謝したり、貯蔵したり、また有害物質を解毒したりするなど、私たちが生命活動を維持するするうえで、とても重要な役割を担っています。しかも、毎日休むことなく活動を続けているのです。

近年では、食生活の欧米化もあって、栄養の過剰摂取に加えて栄養バランスの乱れ、食品添加物や農薬、さまざまな有害物質の摂取により、肝臓を酷使しています。また、肝臓に大量の脂肪を貯めこむ状態（脂肪肝）となっている方が年々増えているのも現状です。

肝臓は生命の維持に欠かせない臓器の一つで、体内の化学工場とも呼ばれます。肝細胞に含まれる酵素を利用した化学反応により、複雑な仕事を短時間に処理しています。肝臓の機能は、およそ５００種類以上にものぼるといわれており、それらは、大きく「代謝」「解毒」「胆汁の生成」の３種類に分けることができます。

肝臓は、たとえ障害を受けていても身体に症状が出にくく、別名「沈黙の臓器」ともいわれています。肝機能を高め、本来の解毒機能を円滑に進めていくためには、さまざまな効果が期待されている各種栄養成分や食品を、日々の食生活で意識して取り入れていくことが大切です．それが、代謝力・解毒力をよりパワーアップする秘訣です。

①エネルギーをつくり出す「代謝」

代謝とは、食物から摂取した栄養素を体内のエネルギーに変える働きのことを指します。

口から取り込んだ食べ物は、胃や腸で消化・吸収され、血液の中へ入り、門脈を通って肝臓へ運ばれていきます。

しかし、吸収された成分の中には、そのままでは体内で利用することができないものもあります。そこで、肝臓内でさまざまな形に分解され、体内で使いやすい形に合成されていくのです。こうしてできた物質は、いったん肝臓内に貯蔵され、必要に応じて身体の各部に送られるのです。

②肝臓はデトックスの要！「解毒」の力

肝臓は最大の解毒臓器といわれています。

そもそも「解毒」とは、身体にとって有害なものを分解して害のないものに変えたり、身体の外へ出したりする働きのこと。有害物質には、アルコールや薬物、化学物質のように食べたり、飲んだりすることで体内に入るものと、消化・吸収の際に発生するものがあります。

[肝臓の機能]

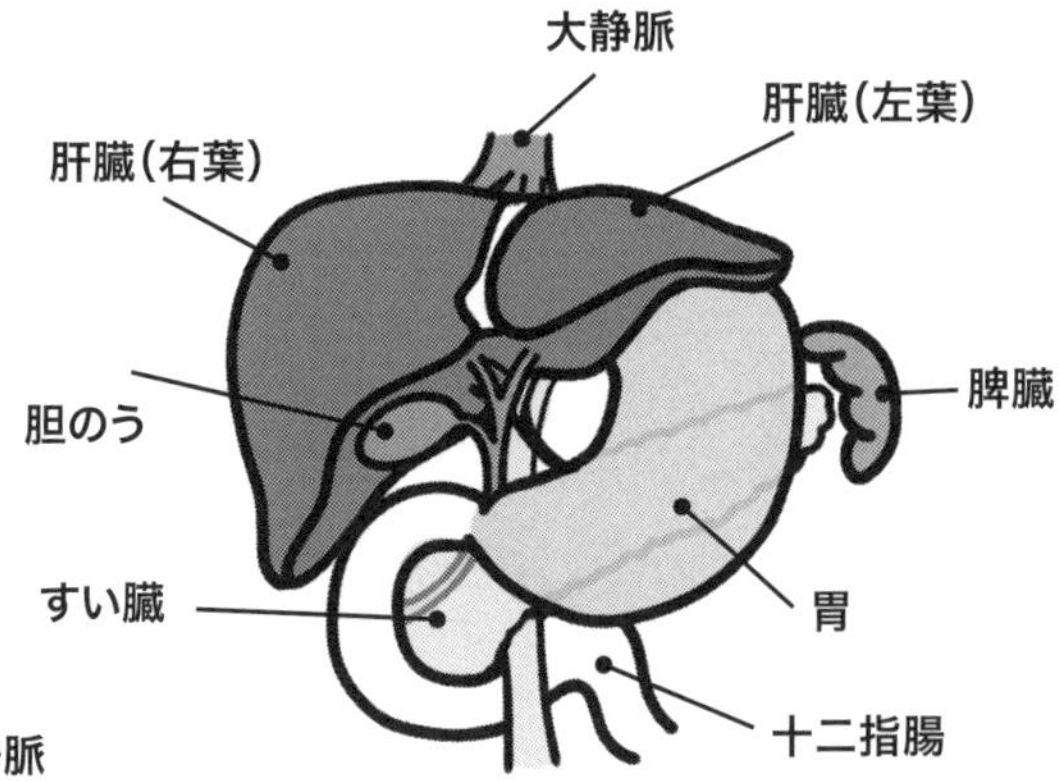

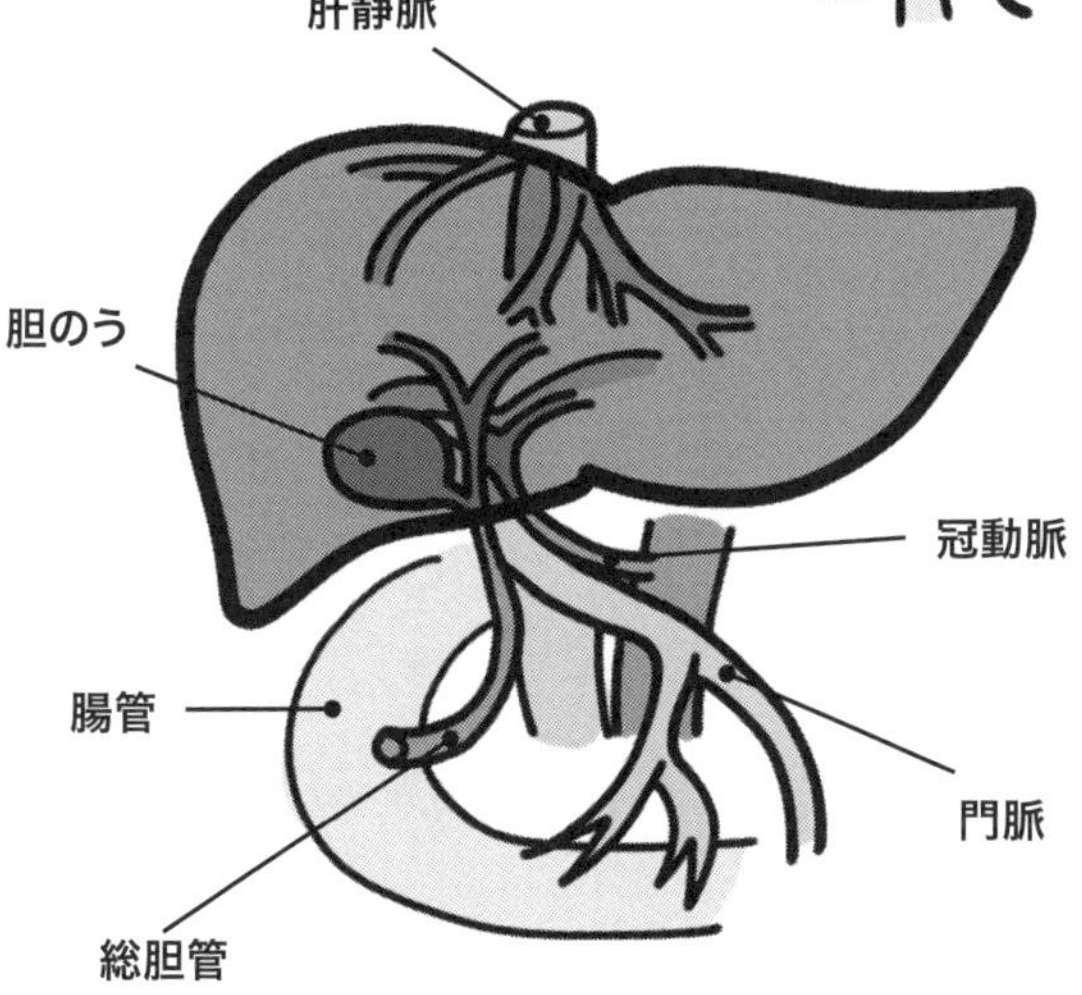

栄養の分解・合成・貯蔵
有機物の解毒
胆汁の生産

こうした有害物質も栄養素と一緒に血液中に吸収されてしまいますが、肝臓で無害化され、排泄物や血液の中に排出されます。

身体の中から取り入れる有害物質の代表がアルコールです。

肝臓に送り込まれたアルコールは、アルコール脱水素酵素（ＡＤＨ）などの働きで、「アセトアルデヒド」という物質に変化します。このアセトアルデヒドは毒性が強く、お酒を飲んだとき、顔が赤くなったり、気分が悪くなったりします。

さらにアセトアルデヒド脱水素酵素（ＡＬＤＨ）によって、無害な酢酸につくり変えてから血液中に送り出されます。酢酸は最終的に炭酸ガスと水になり、呼吸や尿として排出されます。

ただし、一度に分解できるアルコールの量には限界があります。そのため処理しきれなかったアルコールやアセトアルデヒドは、そのまま血液中に入って体内をめぐり、再び肝臓に戻ってきた際に、解毒の処理が行われます。

このため、肝臓の解毒作用が追いつかないほど大量のお酒を飲むと、酔いがさめるのに時間がかかったり、二日酔いに悩まされるのです。

お酒に弱い人と強い人がいるのは、アルコールの解毒に関わるアセトアルデヒド脱水素酵素の働き方に違いがあるため。酵素の活性が高い人ほど、短時間でアセトアルデヒドを分解することができ、お酒に強いということになります。

お酒も肝臓を疲れさせる要因の一つになるため、1日に摂取する量を見直したり、できるだけ体肝日を設け、肝臓を休ませてあげることも、肝機能の維持には必要不可欠です。

有害物質には、外から取り入れるもののほか、体内でつくられるものもあります。代表的なものの一つが、「アンモニア」。

これは、小腸でたんぱく質がアミノ酸に分解される際に発生するもので、肝臓では、このアンモニアを無害な尿素に変え、血液中に送り出す働きがあります。

血液中の尿素は、腎臓から尿として排出されていきます。しかし、肝臓の機能が衰えてアンモニアの解毒ができなくなると、有害なアンモニアが血液を介して脳に達し、「肝性脳症」と呼ばれる意識障害を引き起こすこともあります。

また、肉類などの動物性たんぱく質は、消化するために時間がかかる他、過剰にとりすぎてしまうと、腸内でアンモニアが増え、腸内環境の悪化にもつながります。

動物性たんぱく質を摂取する場合は、摂取量に気をつけたり、食物繊維が豊富な野菜や海草類などと一緒にとったり、発酵食品などと組み合わせたりして、腸内環境を悪化させない工夫が大切です。

③胆汁を分泌する

胆汁は、脂質や脂溶性ビタミンの吸収に欠かせない消化液です。

肝臓は、身体にとって不要なものを材料にして胆汁をつくり、その胆汁の中には、水分のほ

[正常な肝機能と機能不全の肝機能]

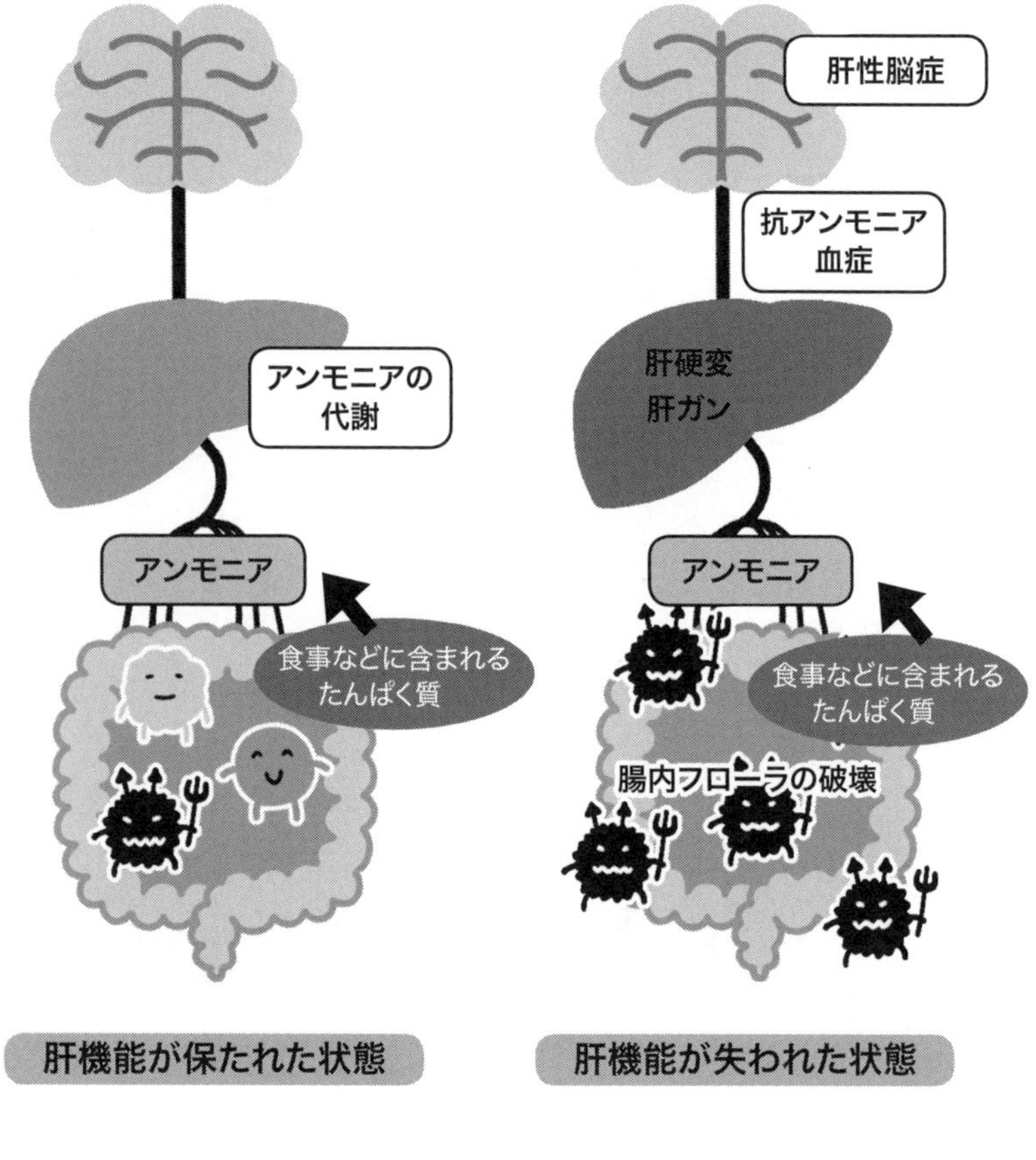

か、胆汁酸、ビリルビン、リン脂質などが含まれています。

肝臓でつくられた胆汁は、いったん、胆囊で貯蔵されます。そして濃縮した形で十二指腸に分泌され、脂質などの消化・吸収を手助けしています。

胆囊から分泌された胆汁は小腸で再吸収され、肝臓へ戻ります（腸肝循環）。再吸収されなかった分は、便として排出されていきます。

肝臓と腸は常に循環し合っているため、切っても切り離せない関係です。また、肝臓の機能が低下すると、胆汁の分泌や排泄をスムーズに行うことができなくなります。そのため、脂質の消化吸収が妨げられて下痢をしやすくなったり、体内のコレステロールが過剰になって胆石（胆汁の流れ道である胆道にできる結石）ができやすくなったりします。

[腸肝循環能]

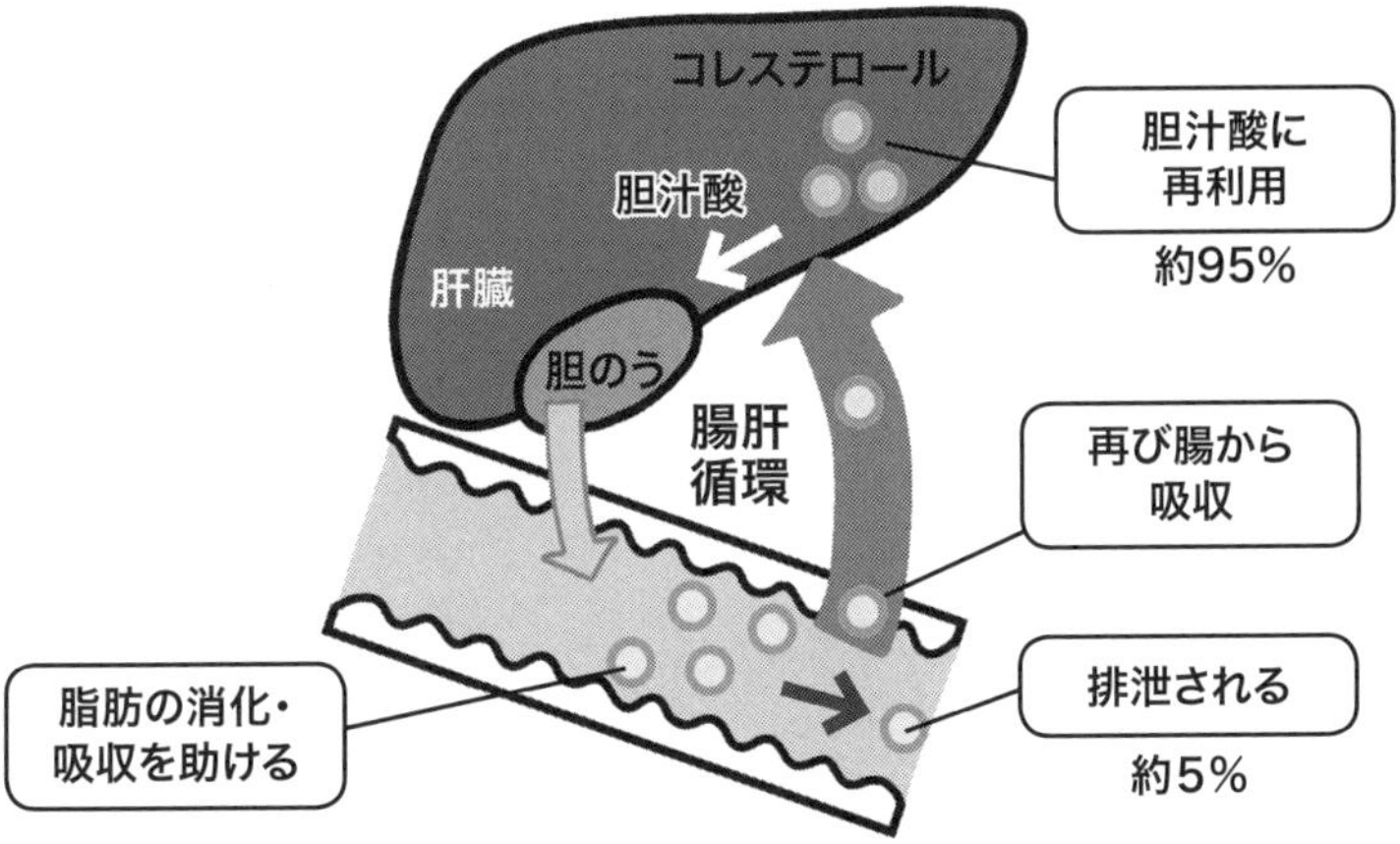

肝臓の異常によって起こる症状

肝臓は、異常があっても自覚症状が現れにくい臓器ですが、症状が進むと次のようなさまざまな症状が見られることもあります。身体の変化を見逃さないようにしましょう。

①だるい・疲れやすい　十分に休んでも疲れが取れなかったり、立っているのもつらいだるさを感じる。
②食欲不振・吐き気　急性肝炎の初期や、慢性肝炎が急に悪化したときに起こりやすい。
③お酒が飲めなくなる　お酒が強かった人が急に弱くなったり、悪酔いするようになる。
④おなかが張る・重苦しい　胆汁の分泌が減って脂質が消化されにくくなり、おなかにガスが溜まり、下腹部が張る。また、肝炎や肝硬変によって肝臓が腫れ、重苦しく感じる。
⑤皮膚や白目が黄色っぽくなる　「黄疸」と呼ばれ、肝臓でつくられた胆汁の排泄がスムーズにできなくなり、血液中にビリルビンが増えるため起こる。身体のかゆみを伴うことも。
⑥尿や便の色の異常　胆汁の排泄が滞ると、尿の中にもビリルビンが排泄されて、尿の色が濃くなる。反対に、便の中に排泄されるビリルビンが少なくなるため、便の色は薄くなる。

肝機能を高める食事のポイント

◆栄養バランスを第一に！

肝臓を元気にし、本来の機能を高める食事の基本は、栄養バランスのとれた食事をすること。以前は肝臓病の食事療法といえば、「高エネルギー・高たんぱく」とされており、肝臓の機能を回復させるためには大量のエネルギーとたんぱく質が必要と考えられていました。

しかし、現代の食事は普通の食事をしていれば、エネルギーもたんぱく質も十分。むしろ、エネルギーのとりすぎに気をつける必要があります。特に糖質と脂質の摂取量が多くなってしまうと、肝臓にも脂肪が溜まって脂肪肝を引き起こす可能性が高まるので、注意が必要です。

◆肝機能代謝を高めるビタミンをたっぷりと！

肝機能を高めるために意識的にとりたいのが、ビタミン類。なぜなら、肝臓で糖質、脂質、たんぱく質の代謝に欠かせない栄養素だからです。

肝臓には、ビタミンA、D、E、Kなどの脂溶性ビタミンを蓄えており、体内で役立つ形につくり変えて、身体の各部に送り出す働きがあります。しかし、肝機能が低下すると、ビタミンを貯蔵したり、分解、合成を行ったりする能力も一緒に低下してしまいます。

また、体内のビタミンが不足すると、肝臓での栄養素の代謝がスムーズに進まなくなり、体調不良を招く原因にもなります。そのため、肝臓の機能を維持し、高めるためには、食事からしっかりビタミンをとるようにしましょう。特に、代謝に関わるビタミンB群（ビタミンB_1、B_2、B_6、B_{12}、葉酸、パントテン酸、ビオチン、ナイアシン）を補給することが大切です。

肝機能アップに役立つ栄養素

◆抗酸化ビタミン（活性酸素の除去）

肝臓は、活性酸素によるダメージを受けやすい臓器。肝臓で有害物質を解毒する際、肝臓内でも活性酸素が生み出されます。

活性酸素に触れた肝細胞は酸化して傷つくため、大量の活性酸素が発生すると、肝臓の働きにも支障が出ます。これに対抗するため、抗酸化作用の強い抗酸化ビタミン（β-カロテン、ビタミンC、ビタミンEなど）やファイトケミカルを摂取することが大切です。

◆タウリン（胆汁の流れを促進）

タウリンは、たんぱく質を構成するアミノ酸の一種で、主に魚貝類に多く含まれています。

タウリンは胆汁の主成分である「胆汁酸」の分泌を促進し、胆汁の量を増やして流れをスムーズにするため、脂質の消化・吸収を助け、体内の不要物を排泄するのに役立ってくれます。胆汁酸はコレステロールを材料にしてつくられるので、胆汁酸の分泌量が増えることは、コレステロール値の低下にもつながります。また、胆汁酸には小腸の動きを活発にする働きがあるため、肝機能障害の大敵である、便秘や腸内で有害物質が増えるのを防いでくれます。

タウリンはこのほか、肝細胞の膜の機能を守ったり、肝細胞の再生を促したりする作用もあり、医学的にもタウリンの機能は認められています。

タウリンは、さざえ、かき、いか、たこ、あさりなどの魚貝類に多く含まれます。

◆食物繊維（便秘は肝機能の低下を招く）

肝臓の機能維持のためには、便秘は大敵。便秘をすると、腸内に溜まった便が、体温と腸内細菌の作用で腐敗し、アンモニアなどの有害物質が生じます。これらの有害物質は腸で吸収されて肝臓へ送られ、無害な物質に変えられます。

便秘をする回数が多かったり、期間が長くなったりするほど、発生する有害物質の量が増えるため、肝臓の負担も大きくなります。

健康な肝臓なら問題ありませんが、肝臓の機能が落ちているときに大量の有害物質が発生してしまうと、解毒しきれない有害物質が血液を介して脳に達し、意識障害を引き起こすこともあるので注意が必要です。

便秘を予防・改善し、腸内環境を整えるためには、食物繊維や発酵食品をバランスよく摂取し、日頃から腸内環境を整えておくことが大切です。

肝細胞を傷つける活性酸素系は鉄のとりすぎでも発生する

鉄には、細胞の中にある酸素や過酸化水素に触れると、活性酸素を発生させる性質があります。肝臓で活性酸素が発生すると、健康な肝細胞が傷つけられ、肝機能が低下します。

また、肝細胞が壊されると貯蔵していた鉄が放出されるため、さらに活性酸素の発生量が増えて肝細胞にダメージを与えるという悪循環に陥ってしまいます。

そのため、日々の食事では以下のことに注意しましょう。

①鉄を多く含む食品を食べすぎないようにする。

②調理では鉄製の鍋やフライパンを使うのは避ける。

③ビタミン剤などのサプリメントや健康食品を使用する際は必ず表示を確認し、鉄が多く含まれていないか確認する。

また、体内で発生した活性酸素の働きを抑えるため、抗酸化作用のある食品をしっかり摂取することが大切です。

腸は肝臓の重要なサポーター役

腸の健康が肝臓の健康に直結する

解毒を担う肝臓は、毎日の飲食で休むことなく働き続けています。この働き者の肝臓をサポートしているのが、実は「腸」になります。

腸は、消化・吸収といったメインの機能のほかに、肝臓の負担を軽減している器官です。体外から入ってきた有害物質がはじめに、身体とコンタクトをとるところは、腸であり、また、体内に侵入してくる場所も腸です。

腸は、こうした体外からやってくる有害物質をブロックする第一の防波堤ともいうべき働きを担っています。そして腸でブロックできなかった有害物質が肝臓に運ばれ、解毒処理されることになります。つまり、腸がきちんと機能していないと第二の防波堤ともいうべき肝臓に、大量の有害物質が流れ込み、肝臓に多大な負担がかかってしまうのです。

日々、油っこい食事やアルコールをとりすぎてしまうと、肝臓に負担をかけ、脂肪肝や肝硬変、肝臓病のほか、肥満や糖尿病、脂質異常症、高血圧といった生活習慣病の要因ともなってしまいます。

そしてまた、便秘などにより腸内に悪玉菌が増えてしまえば、この悪玉菌が出す、「内毒素LPS（リポポリサッカライド）」も、こういった肝臓の病気に関与している可能性があることが最近の研究でも明らかになってきました。

そのほかにも、腸内細菌と肝臓ガンの関係を示す研究報告はいくつもあります。日々、腸内環境を良好な状態に保ち、肝臓の本来の働きを円滑に進めていくことが、デトックス能力を向上させていくことにつながっていくのです。

免疫細胞の約70％は「腸」に集中！

免疫細胞は、血管やリンパ管の中を流れて常に体内をパトロールしています。

そして、身体に有害な細菌や異物が侵入してくると、直ちに攻撃し、排除して身体を守ってくれています。これが、免疫細胞の主な働きですが、なんと私たちの**身体全体の約70％の免疫細胞が「腸」に集中**しているのです。

この腸の免疫細胞たちは、私たちの身体に必要な成分を吸収させ、その際、細菌や異物をチェックし、不必要なものや有害物質があれば、除去してくれる働きがあります。

[人体に住んでいる常在菌]

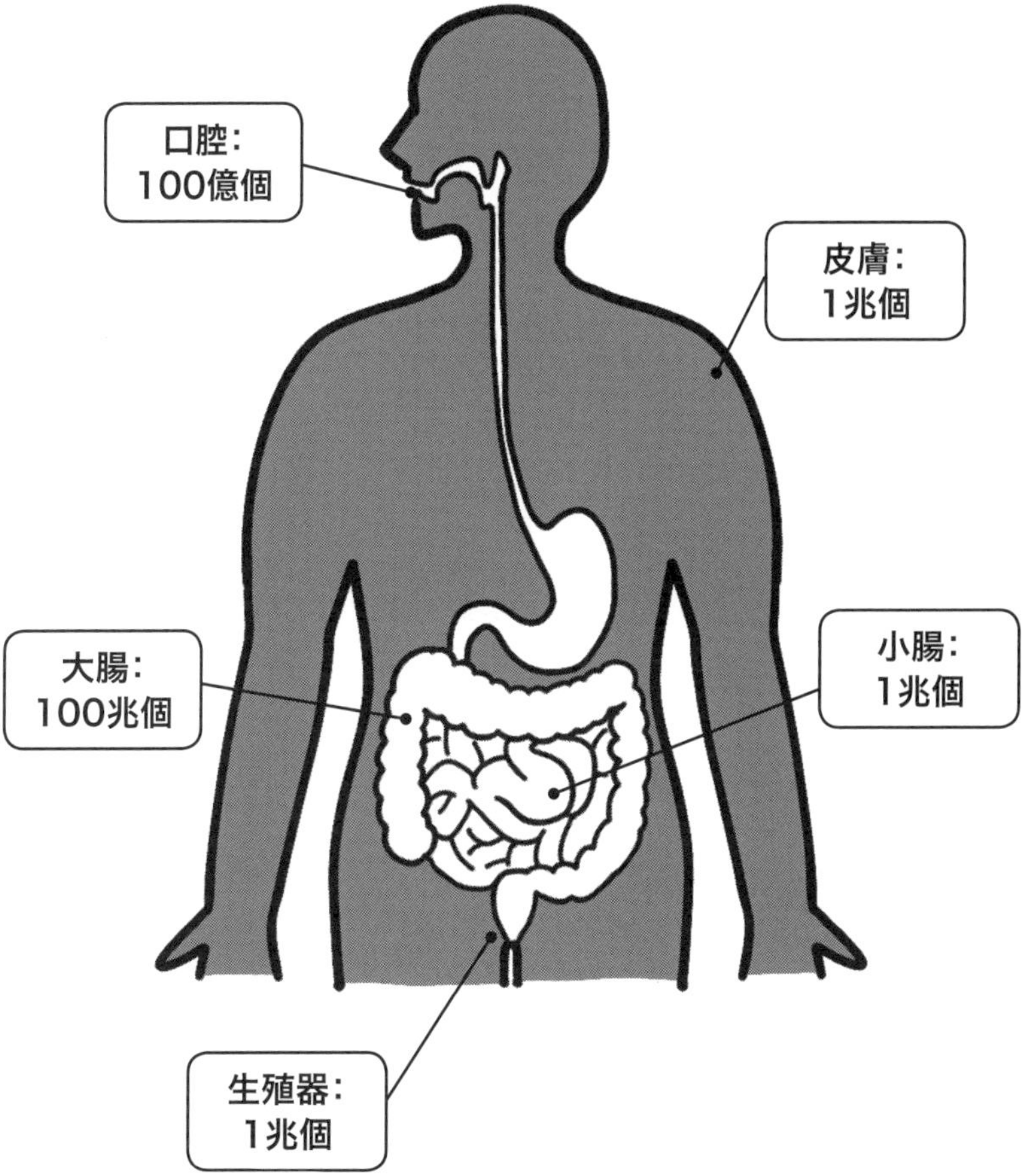

私たちの身体には、皮膚はもちろん、口や鼻の中、消化管の内壁など、「常在菌」と呼ばれる細菌たちが住み着いており、「細菌叢《さいきんそう》」と呼ばれる「叢《くさむら》」を形成し、私たちの健康を守るバリアの働きをしてくれています。

中でも腸の内壁には、約100兆個もの「腸内細菌」が生息しており、まるでお花畑に見えることから「腸内フローラ（腸内細菌叢）」と呼ばれています。

腸内細菌は腸内に入ってきた食べ物をエサに増殖し、腸内に入ってくる悪い細菌から身体を守るバリアとなり、さまざまな代謝物を生成して、私たちの身体の健康を支えてくれています。

[腸内フローラの状態で……]

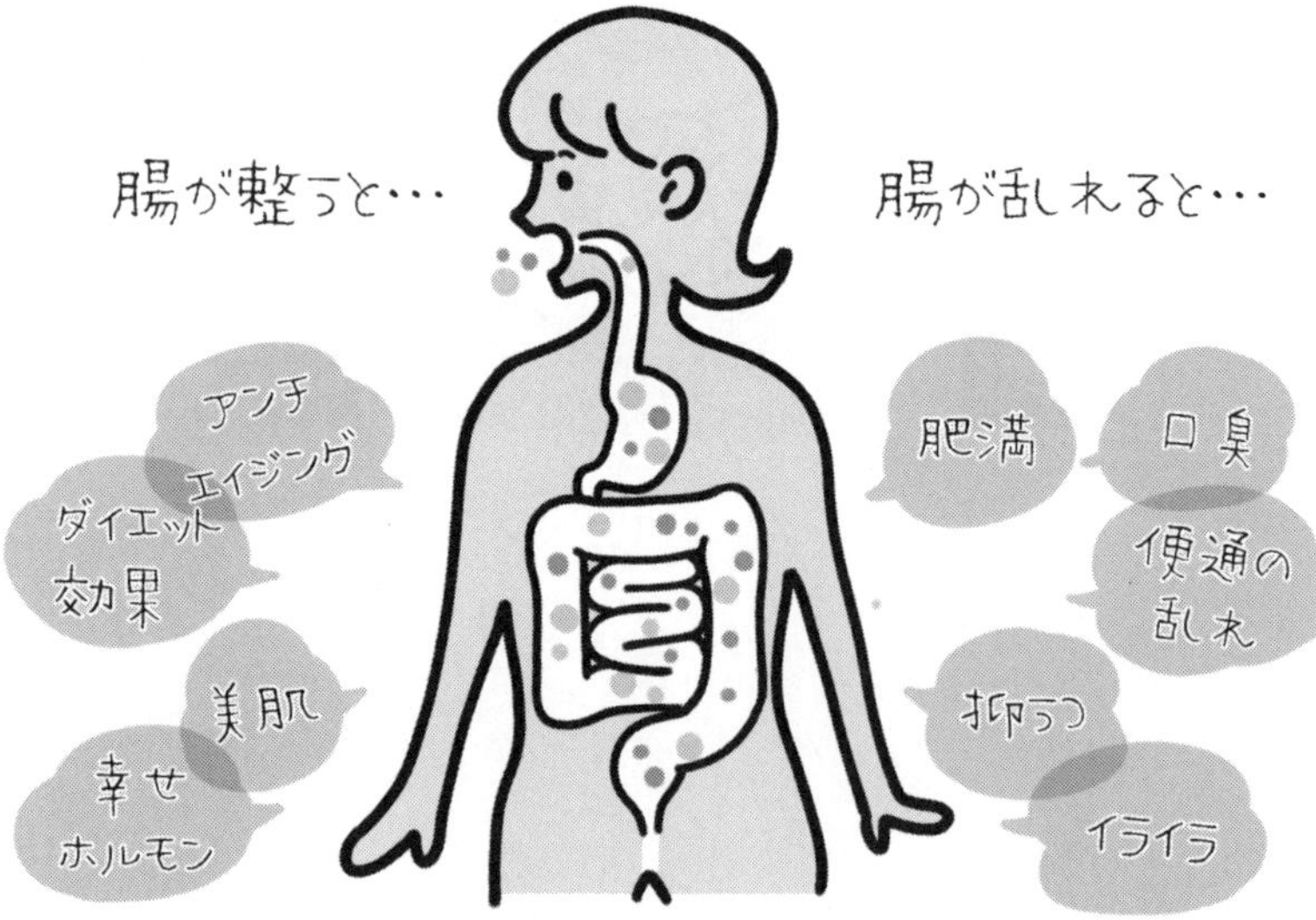

デトックスの鍵は「日和見菌《ひよりみきん》」が握っている!?

腸内細菌には、その働きから身体によい働きをする**「善玉菌」**、身体に悪い働きをする**「悪玉菌」**、優勢な菌と同じ仲間になる**「日和見菌」**の三つに分類されます。

この三つの中で、大多数を占めるのは「日和見菌」。日和見菌は善玉菌が優勢の状態ならば、悪さをせずにおとなしくしているのですが、ストレスや体調不良になると、悪玉菌が増えはじめ、日和見菌までも悪玉菌に加勢するようになり、腸内環境は悪化していきます。

悪玉菌が優勢になると、腸の蠕動《ぜんどう》運動も鈍くなることから、便秘を引き起こしてしまいます。便秘になると、その場所に老廃物が溜まり、悪玉菌がさらに増加。腸管の反応が悪くなるとい

[善玉菌・日和見菌・悪玉菌の理想的なバランス]

善玉菌 2割	:	日和見菌 7割	:	悪玉菌 1割
ビフィズス菌や乳酸菌など		**大腸菌(無毒株)、連鎖球菌など**		**大腸菌(有毒株)、ブドウ球菌などの腐敗菌**
・善玉菌や病原菌の増殖を冴え、免疫を高める ・超の蠕動運動を活発にする ・食べ物の消化・吸収を促進する ・ビタミンを産生する		善玉菌が多いときや健康なときはおとなしく、悪玉菌が多くなると、悪玉菌に加勢する		腸内環境を悪化させ、 ・炎症を引き起こしたり、発ガン性物質や有害物質をつくる ・免疫力が低下し、病原菌に感染しやすくなる ・ 便通が悪くなる

う悪循環に陥ってしまいます。

そして、多量の有害物質が肝臓に取り込まれ、肝臓の負担が増大。デトックス機能の低下へとつながってしまうのです。

理想の腸内環境をつくるためには、善玉菌優勢の腸内環境をつくることが何より大切です。

便からの「お便り」で腸の健康状態を見極めよう！

便はあなたの身体の調子や生活習慣の乱れを教えてくれる、**腸からのお便り**です。

便を見れば、何を食べたのかさえも知ることができるくらい、顕著に色や形、においに出てきます。日々、便の状態をチェックし腸内環境を良くする習慣をつけていきましょう。

形とかたさ

便の形やかたさは水分量を示しています。健康的な便は、水分量が70～80％程度といわれ、バナナのような形で、表面がなめらかです。

水分量が60％以下では、かたくコロコロした便になり、便秘の状態です。水分量が不足しているものほど、形が小さくなっていきます。

一方、水分量が90％以上になると、水分量が多すぎるため、形を維持できないので細切れになったり、ドロドロになっていくのが特徴です。

色

理想的な便の色は黄土色、茶色です。黄色っぽいのは胆汁酸の色で、腸内に留まっている時間が長くなるほど色が濃くなり、黒っぽくなっていきます。逆に腸内にとどまっている時間が短いと、どんどん色が薄まっていきます。

気をつけなければならないのは、次の色の便です。

・白や灰色　脂肪のとりすぎによる消化不良や、病気の可能性がある（バリウム服用後は問題ない）。
・黒色　胃腸から出血している可能性がある（服用する薬が影響している場合は問題ない）。
・赤色　痔による出血のほか、腸の病気が隠れている可能性がある。

におい

においは腸内細菌のバランスを表しています。いやなにおいの場合は、悪玉菌が増殖している可能性が大。においのもとは、悪玉菌が動物性たんぱく質を分解してできる、スカトール、インドール、アンモニアなどの有害物質。要するに腐敗臭です。肉中心の食生活で便やおならが臭い人は、便秘になりやすく、大腸ガンのリスクも高くなります。

[ブリストル便形状スケールによる便の形]

かたい ↕ 柔らかい

1 コロコロ便	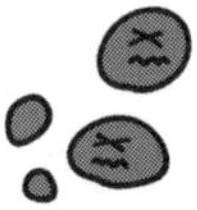	かたくて コロコロした便
2 かたい便	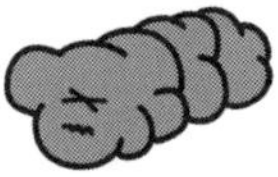	塊がいくつも くっついた便
3 ややかたい便	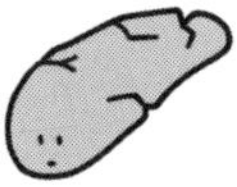	水分が少なく、 表面がひび割れ てややかたい便
4 普通便	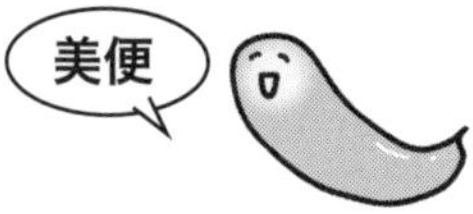	なめらかな バナナ状で、 柔らかい便
5 やや柔らかい便	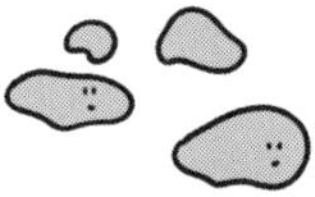	水分が多く、非 常に柔らかい便
6 泥状便		形のない 泥のような便
7 水様便	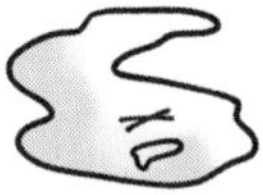	固形物がない、 水のような便

※日本消化器病学会関連研究会「慢性便秘症 診療ガイドライン」を参考に作成

浄化フィルターが壊される!?「リーキーガット症候群」の怖さ

腸内環境悪化が招く病気として、知っておいてもらいたいのが、**「リーキーガット症候群」（腸管壁浸漏症候群）**といわれる腸の病気です。

小腸には無数の絨毛部があり、ここから私たちは消化のプロセスを経て分解された栄養素を吸収し、体内に取り込んでいます。ところがこの絨毛部が炎症を起こし、普通なら絶対に吸収しないはずの大きな分子を、血液中に取り込んでしまうことがあります。すると、本来それは血液中に存在しないはずのものなので、私たちの身体は異物と見なし、防御しようとアレルギー反応を起こします。

これが引き金となり、花粉症やアトピー、喘息といったアレルギー症状のほかに、クローン病、潰瘍性大腸炎、さらに多くの神経疾患が起こるといわれているのです。

また、このリーキーガット症候群は、異物が体内に入って血液を汚してしまうことから、解毒を担っている肝臓に支障をきたす可能性もあります。このことが、脳や心臓が詰まるような病気（脳梗塞や心筋梗塞）につながったとしても何の不思議もありません。

では、リーキーガット症候群になる原因は一体何でしょうか。

原因の一つは「食事」です。高脂肪食、果糖類、食品添加物を含むもの、過度な飲酒、食物繊維の少ない食事などは注意が必要です。その他、**過度なストレス、SIBO（小腸内細菌増殖症）も原因の一つ**といわれています。

リーキーガット症候群を防ぐためにも、腸内環境を整える発酵食品や、食物繊維の多い食事をベースに食生活を送ることが大切です。

腸を元気にするために

本来の機能を最大限に高めるために、腸を元気にするには、第一に規則正しい生活を基本に、身体の体内リズムを整えることが大切です。食べる時間が乱れたり、夜寝る時間が遅くなったり、ストレスを過多に溜め込んでしまう生活では、身体や心の状態が乱れ、腸を老けさせる原因となってしまいます。

[リーキーガット症候群とは]

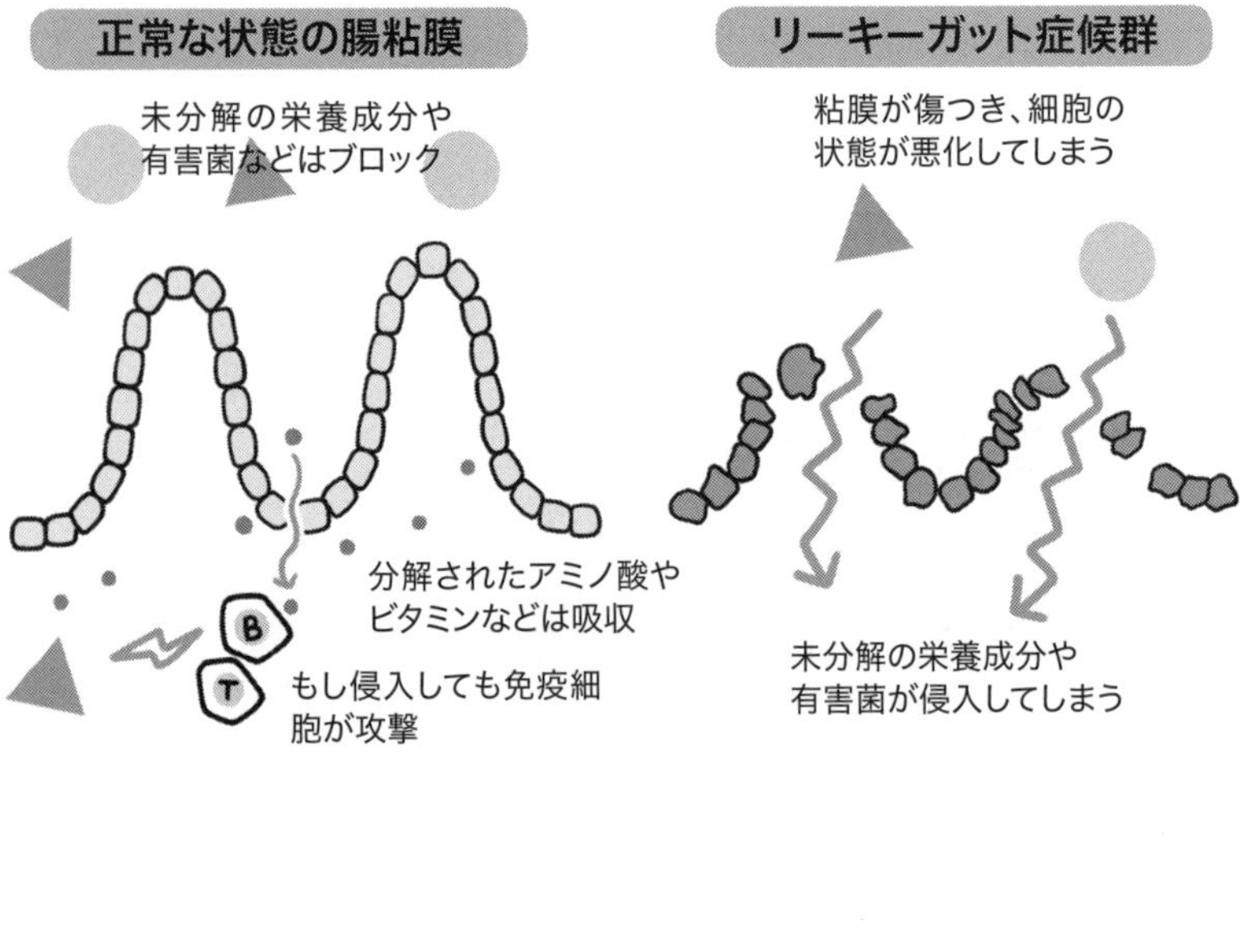
正常な状態の腸粘膜
未分解の栄養成分や
有害菌などはブロック
分解されたアミノ酸や
ビタミンなどは吸収
B
T
もし侵入しても免疫細
胞が攻撃
リーキーガット症候群
粘膜が傷つき、細胞の
状態が悪化してしまう
未分解の栄養成分や
有害菌が侵入してしまう

しかしそうはいっても、現代人は、男女ともに忙しい生活を送り、毎日仕事に追われ、休む暇もなく、子育てや家事、介護などで心身ともに疲れている方が多くいらっしゃるのではないかと思います。

そんな、毎日忙しい生活を送っている方は特に、普段から「腸が喜ぶ食事」を意識し、食事面からも腸の健康をつくっていくことができたら、きっと腸への負担も軽減されるはずです。

朝は排泄の時間！1日のスタートは「コップ1杯」の白湯を！

朝起きたら、まずはコップ1杯の白湯で腸を目覚めさせましょう！

人間には**腸内リズム（概日リズム）**があり、朝4時からお昼の12時までは、排泄の時間といわれています。朝一杯の白湯によって、腸の蠕動運動のスイッチが入ると、スムーズな排便や、その後の消化・吸収も効率よく行うことへとつながっていくのです。

白湯を飲むポイントは、一口ずつゆっくりと10〜20分ぐらいかけて飲むのが理想的。腸への刺激へとつながり、便が出やすくなります。

また、**便秘のときは「硬水」**、**下痢や軟便のときは「軟水」**と、腸の不調に合わせて、水の種類を変えるのもおすすめです。硬水は、ミネラル分が多く、身体への浸透圧が高いため、水分を吸収・保持しやすくなります。便秘でかたくなりがちな便の水分量を、増やしてくれる働きがあります。

また、同じ理由で、下痢や軟便で弱ってしまっている腸には、ミネラル分が少なく、日本人が慣れ親しんでいる軟水が適しています。

【基本的な白湯の作り方】

①やかんか鍋に必要な量の水を入れる。
②ふたをして火にかける。
③沸騰したらふたを取り、10〜15分ほど沸かし続ける。

使用する水は、水道水やミネラルウォーター、浄水器の水など、好みのもので構いません。水道水を使う場合は、10〜15分間沸騰させ続けることが重要です。理由は、水に含まれる塩素を取り除いて殺菌するためです（その際に蒸発してしまうことも考えて、多めに沸かすようにする）。

沸かした直後は熱すぎて、せっかくの白湯の効果を得ることができません。水分が身体にスムーズに吸収されると言われる、50℃前後の適温に冷めるまで待ちましょう。

腸が喜ぶ食事とは？

腸を元気に活性化させるためには、腸内に住み着いている腸内細菌たちのバランスだけではなく、腸内細菌の種類を増やし、それらが働きやすい環境を整えてあげることが、腸本来の仕事を効率よく行うために知っておきたいポイントです。

では、具体的にどうすればよいのでしょうか。

まず第一に腸内細菌にダメージを与える添加物いっぱいのスナック菓子や、インスタント食品などの加工品はできるだけ避け、腸内細菌の働きを助ける「発酵食品」や「食物繊維」をしっかり摂取することが、毎日の食事での基本となります。

腸内に住んでいる善玉菌は、バランスの良い食事を好むため、**「ま・ご・わ・や・さ・し・い・こ」**食をベースに、善玉菌の大好物である、野菜や果物のような天然の植物性食品を心がけることが大切です。なぜなら、これらを発酵・分解してできるビタミンB群や乳酸、酪酸などの短鎖脂肪酸をつくることができるからです。

短鎖脂肪酸は、腸内で酸性に傾くことから、酸性に弱い悪玉菌が減ってくれます。そのため、腸内環境を善玉菌優位へと導くことができるのです。

また、悪玉菌は、油や脂肪たっぷりの肉などの高カロリーのものが大好きで、体内でアンモニアや二次胆汁酸などの有害物質をつくります。

しかし、悪玉菌は常に身体に害を及ぼすわけではなく、消化・吸収を助けたり、免疫機能を高めたりと、それなりの役割も果たしてくれています。そのため、**善玉菌：悪玉菌：日和見菌は、2：1：7のバランス**を保つことが理想的なのです。

いつも同じような偏ったものばかり食べていると、それを好物とする腸内細菌ばかりが増殖してしまうため、腸内細菌のバランスが偏ってしまいます。

腸内細菌の種類を増やすためには、できるだけ多種類の食品を食べ、腸内細菌の多様性を保ち、腸内細菌のバランスを整えることが、免疫力を高めたり、有害物質を排泄したりすることに、大きく関わってくるといえます。

腸内フローラを整え、育てよう！

腸に有用菌を直接届ける「補菌」食材「プロバイオティクス」と、有用菌のエサとなり、自分の腸内細菌を育てる「育菌」食材「プレバイオティクス」を組み合わせて食べることで、相

[ま・ご・わ・や・さ・し・い・こ]

ま	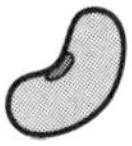	豆	大豆、小豆などの豆類
ご	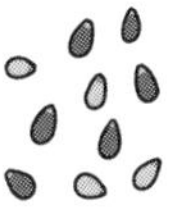	ごま	ごま、クルミやアーモンドなどの種実類
わ	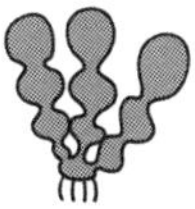	ワカメ	わかめ, 昆布、のりなどの海草類
や	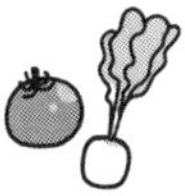	野菜	野菜、根菜
さ	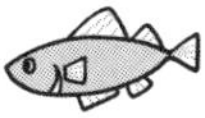	魚	魚(特に小型の青魚)
し	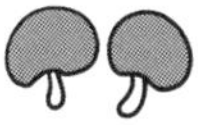	しいたけ	しいたけ、しめじなどのきのこ類
い	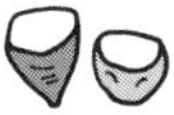	芋	里芋、じゃが芋、さつま芋などの芋類
こ	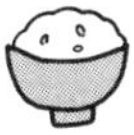	米	五穀米や玄米などの全粒穀物

乗効果が期待でき、腸内環境を整えていくことができます。
では、それぞれどのような食品に含まれているのでしょうか。
まず、補菌食材であるプロバイオティクスを摂取したいなら「発酵食品」を普段の食事に取り入れましょう。

発酵食品は、腸内の悪玉菌を抑えて善玉菌を増やすために欠かせません。

そもそも発酵食品とは、食材を微生物の働きで発酵させたもの。発酵の過程によって消化・吸収がよくなり、栄養価も一段とパワーアップ！　食材と微生物の組み合わせにより、発酵の際に発生する物質が異なるため、ヨーグルトや味噌、納豆、糠漬《ぬかづ》けなど、できるだけいろいろな種類の発酵食品をとることがポイントです。

また、発酵食品の中に含まれる乳酸菌などの菌は、加熱調理や胃酸によって腸に届く前に死んでしまう菌がほとんどです。しかし、死んでしまった菌も、善玉菌のエサになったり、悪玉菌の出す有害物質を吸着して外に出しやすくしたりと、善玉菌のサポートを担っており、ほかにも、発酵食品の死菌が腸内の免疫力を高めることも実証されています。

食事から摂取した有用菌は、たとえ生きている菌でも腸内に定着することはなく、約48時間ほどで排出されてしまいます。そのため、日頃から発酵食品を食事に取り入れ、継続していくことが必要です。

ただし、腸内環境は人それぞれ違い、生息する菌の種類も違ってきます。そのため、さまざまな種類の発酵食品を試し、自分に合う菌を見つけていくことが大切です。

育菌食材であるプレバイオティクスを摂取したいなら、「水溶性食物繊維」「オリゴ糖」「レジスタントスターチ」を含む食材がおすすめです。「発酵食品」と合わせて取り入れることで、有効菌のエサとなり、腸内細菌を育てていくことができます。

食物繊維は、「不溶性」と「水溶性」の二種類ありますが、善玉菌のエサとなるのは、「水溶性」の食物繊維です。腸内の善玉菌が水溶性食物繊維を分解し、その過程でできる酪酸、酢酸、プロピオン酸などの「短鎖脂肪酸」は、腸内環境を整えるうえでは必要不可

[「プロバイオティクス」×「プレバイオティクス」のちから]

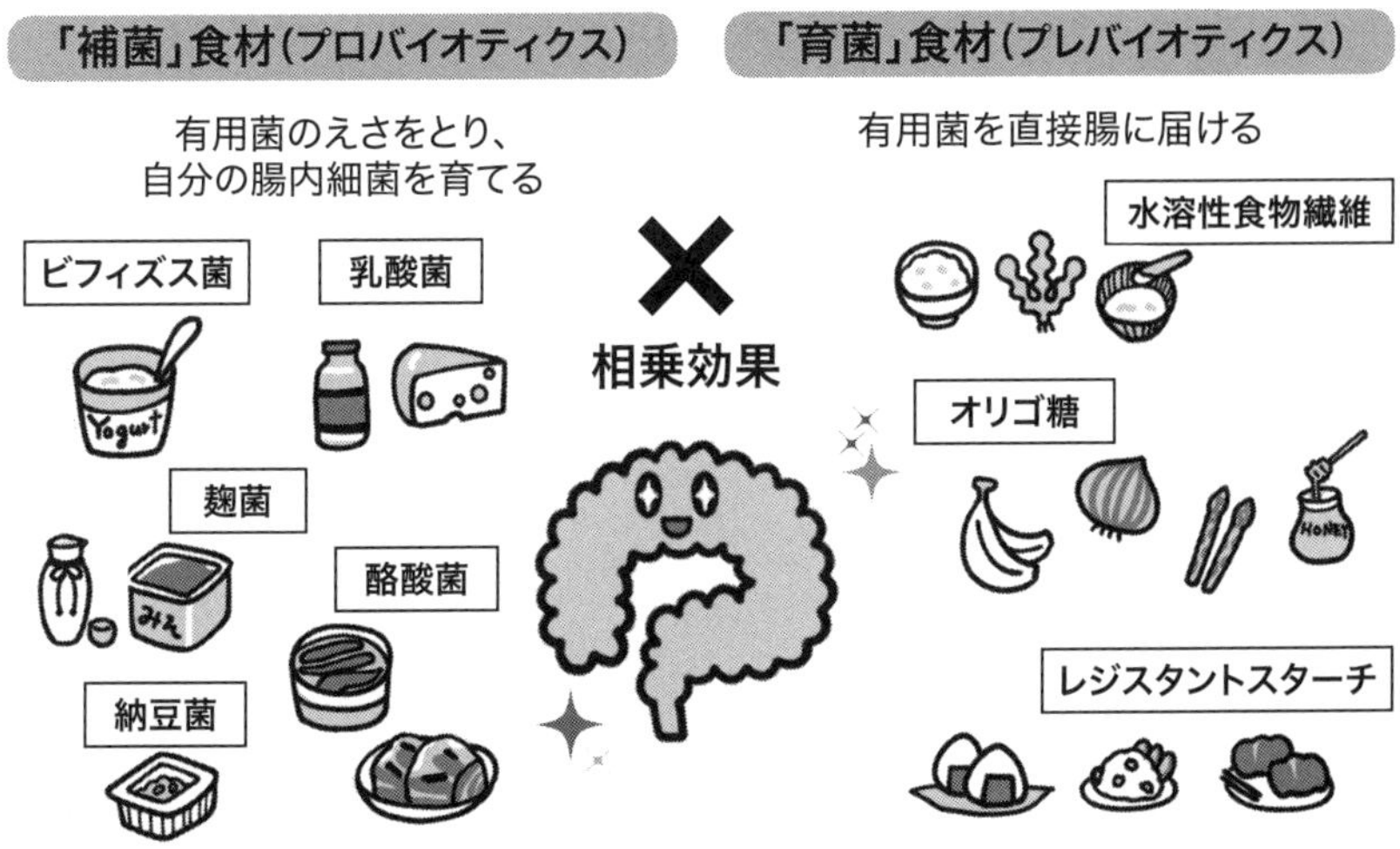
「補菌」食材(プロバイオティクス)
有用菌のえさをとり、
自分の腸内細菌を育てる
ビフィズス菌
乳酸菌
Yogurt
麹菌
みそ
酪酸菌
納豆菌
×
相乗効果
「育菌」食材(プレバイオティクス)
有用菌を直接腸に届ける
水溶性食物繊維
オリゴ糖
HONEY
レジスタントスターチ

欠な成分です。

水溶性食物繊維を多く含む食品は海草類やこんにゃくなどが代表的ですが、ごぼうやアボカド、きのこ類にも含まれています。これらの食品を意識し、水溶性食物繊維の摂取量を心がけていきましょう。


オリゴ糖はブドウ糖などの「単糖」が数個つながったものの総称です。腸に届くと、乳酸菌やビフィズス菌などの善玉菌のエサになります。また、善玉菌がオリゴ糖を分解すると、水溶性食物繊維と同様、酪酸や酢酸といった短鎖脂肪酸がつくられます。

オリゴ糖は、「難消化性」のため、身体のエネルギーにはなりにくい特徴があり、摂取しても血糖値の上昇にほとんど影響はありません。はちみつなどにも含まれているため、ヨーグルトに混ぜて一緒にとると、善玉菌と善玉菌のエサと一緒に摂取することができ、効率よく善玉菌を増やすことができます。

そのほかにも、ごぼうや玉ねぎ、アスパラガス、にんにく、きな粉などにも含まれているので、発酵食品と一緒に、食事にプラスして補いましょう。


レジスタントスターチとは、炭水化物の一種で、**難消化性でんぷん**のことです。

でんぷん質は、お米やパンなどに含まれる糖質ですが、レジスタントスターチは食物繊維と同様、消化酵素の影響を受けずに、消化されないまま大腸まで運ばれるため、血糖値を上げずにくいという特徴があります。

大腸まで運ばれると、レジスタントスターチは大腸に存在する酪酸菌のエサとなります。酪酸菌は、大腸粘膜のおもな栄養源である短鎖脂肪酸を生成します。

つまり、レジスタントスターチは大腸内で発酵し、短鎖脂肪酸をつくり、ビフィズス菌などの乳酸菌をアシストして腸内環境を整えることが期待されているのです。大腸に短鎖脂肪酸がしっかりあれば、大腸だけでなく、小腸にも良い影響を与えることがわかっています。

腸内細菌のエサといえば食物繊維ですが、胃腸が疲れていると、大量の食物繊維は胃腸に負担をかけてしまいます。その点、レジスタントスターチは取り入れやすいことが特徴です。

多く含まれている食品はさまざまありま

[レジスタントスターチと一般的なでんぷん質]

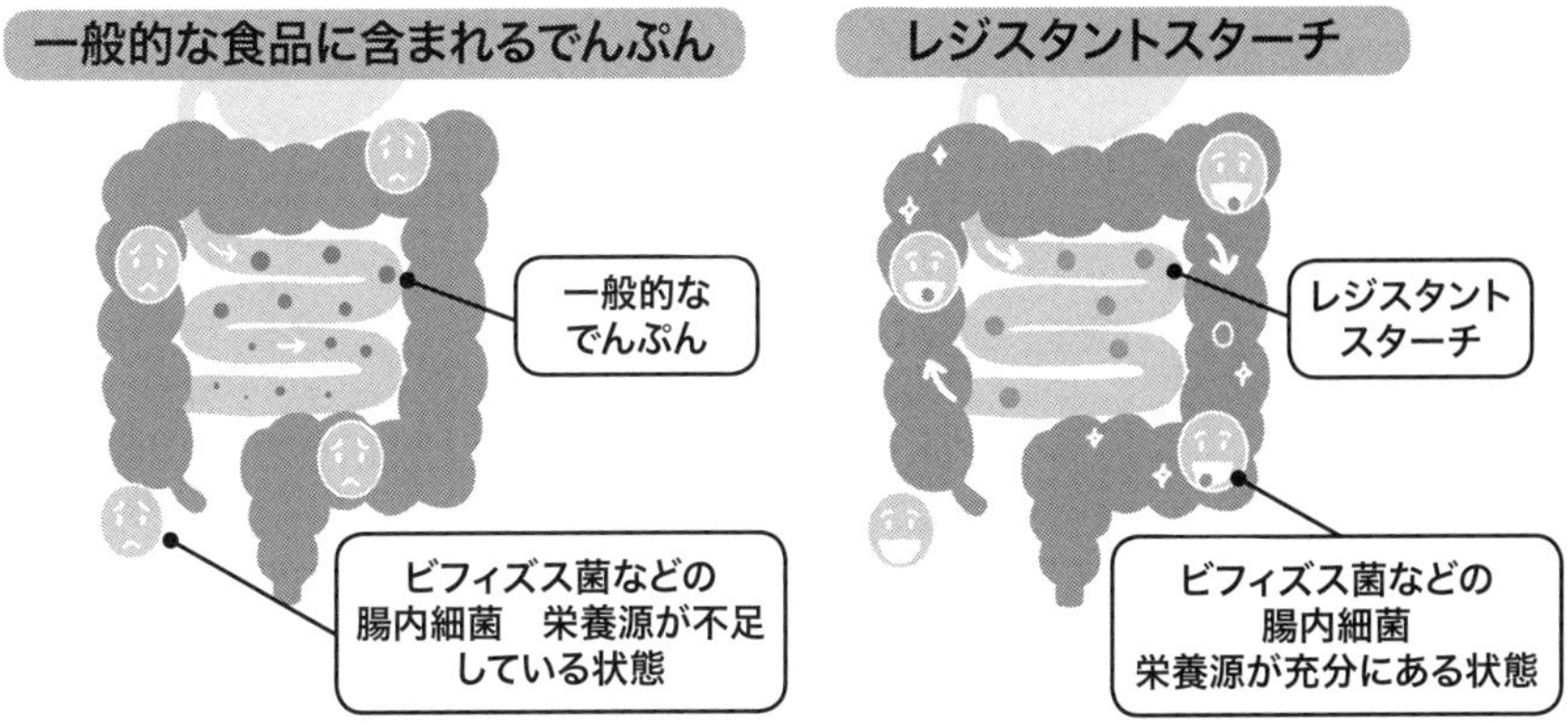

一般的なでんぷんは小腸内で消化吸収され、エネルギーになる

大腸内までしっかり届き、腸内細菌の栄養源になり、ビフィズス菌など善玉菌の活動を助ける

す。中でも、穀類やいも類に含まれるレジスタントスターチは、加熱調理すると構造が変化して消化されるようになりますが、冷めると再び消化されにくい繊維質に変化します。

つまり、穀類や芋類は、調理したてよりも冷めた状態のほうがレジスタントスターチが豊富ということです。レジスタントスターチをたっぷりとりたいなら、冷やご飯、冷製パスタ、ポテトサラダ、マカロニサラダ、春雨サラダ、くずもち、干し芋などがおすすめです。

血液が変われば身体が変わる！

血液の重要性

「あらゆる病気の原因は汚血にある」といわれるくらい、人間の身体にとって血液は、肝臓や腸の働きと同じように、有害物質や毒素の影響を受けやすいといわれています。

私たちの体内を流れる血が汚れてしまうと、身体にさまざまな悪影響を及ぼします。

汚血の原因となる毒素には、多種多様なものがありますが、例をあげると、化学薬品、異形たんぱく質、環境ホルモン、動物の内臓（特に腸内物、肝臓）などがあります。これらが長期間、沈着累積して腐ってしまうと汚血になってしまいます。

汚血は自然排出が難しいため、まずは汚血の原因となるものを、できるだけ体内に入れないようにすることが大切です。しかし、そうはいっても、私たちが暮らす環境の中には、毒素が体内で入ってきやすく、さまざまな毒物を体内に取り入れ、すでに蓄積されてしまっているといっても、過言ではありません。

現代人が食べているものは、今までお伝えしたとおり、多くの加工食品には、化学調味料や防腐剤など自然界に存在しないものが含まれていたり、スーパーなどに売られているほとんどの野菜は農薬を使用してつくられていたり、収穫後にも殺虫剤や防腐剤による処理がされていたりします。

そのほかにも、牛や豚、鶏、養殖の魚のエサには、栄養剤やホルモン剤、場合によっては抗生剤などが含まれている危険性があります。そのため、私たちは食事を通して日々「異物」を体内に取り入れていることになるのです。これらは、徐々に体内で蓄積され、次第に毒素として身体中をめぐり、私たちの大切な身体を蝕んでいくのです。

健康な身体をつくり、本来備え持つ「自然治癒力」を高めていくためには、まずはきれいな血を身体にめぐらせることが、毒素排出の出発点になるのです。

血液の主な働き

①赤血球　酸素を運んで二酸化炭素を回収する

私たち人間の身体を動かすためには、摂取した食物をエネルギーに変える必要がありますが、細胞内のミトコンドリアにおけるエネルギー産生には、「酸素」が大きな役割を果たしています。

[血液の構成]

	名称	形・大きさ	1μℓ中の数	働き	寿命	つくられる場所	壊れる場所
	赤血球	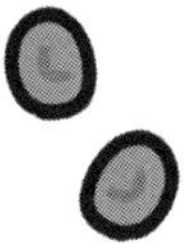 無核 直径7〜8μm	男性 約500万個 女性 約450万個	**酸素の運搬** ヘモグロビンというたんぱく質を含む	100〜120日		
細胞成分 45%	**白血球**	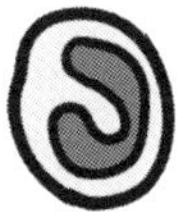 有核 直径10〜15μm	4000〜9000個	**異物処理** 細菌を貪食して殺す働きがある **免疫機能**	3〜5日 種類によっては数か月〜数年	骨髄 白血球のうち、一部はリンパ組織の中でつくられる	脾臓 肝臓 リンパ組織
	血小板	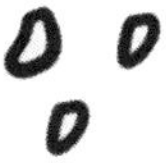 無核 直径2〜4μm	15万〜40万個	**止血作用** 傷口で血液を凝固させる働きがある	10日程度		
血漿成分 55%	**血漿**	水分（約90%） たんぱく質（7〜9%） ブドウ糖 ナトリウムイオン その他の無機物 ホルモン		**物質の運搬** **体液の一定保持**			

※一社）日本血液製剤協会HP「血液について」を参考に作成

そして、体内で酸素の運搬に関わっているのが、赤血球内のたんぱく質である「ヘモグロビン」。肺で取り込まれた酸素のうち一部は、血液の水分中に溶け込んで運ばれますが、ほとんどの酸素はヘモグロビンに結合して運ばれていきます。

酸素は生命維持のための重要な物質ですが、体内で酸素がエネルギーをつくり出すときに二酸化炭素ができてしまいます。二酸化炭素は身体にとって害となるため、今度は血液により二酸化炭素が肺へ運ばれて呼吸により排出されます。

赤血球やヘモグロビンの不足により貧血を生じたり、呼吸器に問題があって身体に酸素の供給ができなくなったりすると、身体は低酸素状態になってしまい、すべての臓器に問題が生じてしまいます。

②血漿　栄養分を全身に運ぶ

食べ物は消化管の中で消化・吸収され、さまざまな栄養素が体内に取り込まれます。酸素を運ぶのに必要なのは赤血球ですが、栄養分を運んでいるのは「血漿」です。

栄養分は、主に小腸から血漿に溶け込み、肝臓で一時貯蔵され、身体の中の栄養分が足りなくなると、再び肝臓から血漿に溶け込んで、各細胞に運ばれていきます。

③白血球　病原菌から身体を守る

血液の中には、身体を守る白血球が存在しており、リンパ球や好中球、ナチュラルキラー細胞など、いろいろな種類がありますが、全部まとめて白血球と呼びます。

白血球の仕事は、体内に入ってきた病原菌を退治する役割や司令を出す役割、そして司令官を統括する役割などさまざまな働きを担っており、私たちの身体を細菌やウィルスなどの病原菌から守ってくれています。

④血漿　古くなり、いらなくなった物を運ぶ

エネルギーとして利用されたあとの老廃物や代謝の結果、生成された有害な物質などは、血液にのって腎臓や肝臓などへ運ばれます。

腎臓では再利用できる栄養素や水分を再吸収し、老廃物を尿にして身体の外へ出してくれる大切な器官ですが、それ以外にも、ビタミンDや骨髄を刺激して赤血球の合成にも関わるホルモンの合成や分泌にも関わっています。腎臓が悪くなると、身体の中に老廃物が溜まったままになり、「尿毒症」の症状

［血液にあるもの］

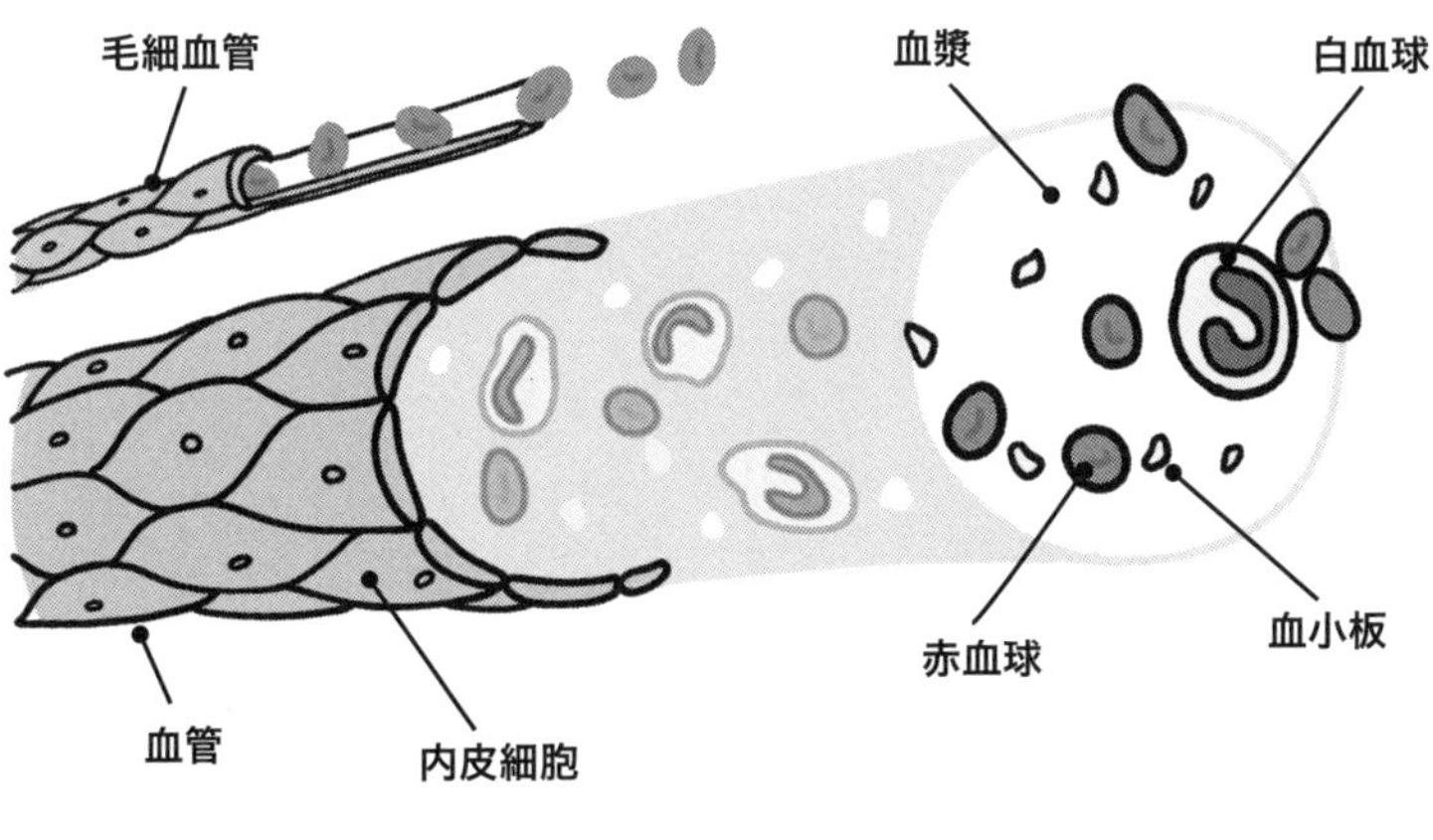

が出るだけではなく、貧血などの症状が出ることもあります。

また、肝臓では身体にとって有害なものが無害化されます。このあと、胆汁中に排泄されたり、尿として排泄されたりします。

⑤血小板　血液の止血に関与

血小板は血液凝固に関与しています。外傷などで破れた血管では、まず血小板が粘着します。さらにその部分に血小板が集まり、止血に必要な物質が血小板から放出されます。

なお、ビタミンKは血液凝固を促進する作用を有します。

身体の排出機能が働かない「毒」

血液は、①～⑤であげた働き以外にも、さまざまな働きを担っている大切な体液ですが、化学薬品などの自然界に存在しないものは、自ら体外に排出するのが容易ではありません。そのため、肝臓で処理しきれず、毒素となって体内に蓄積されてしまいます。

化学薬品を摂取すると、腸で吸収され、肝臓へ運ばれます。肝臓は分解が必要であれば分解し、そこから水溶性の物質なら血液に溶け込んで役目を果たし、残ったいらないものは腎臓へ到着し、尿中へ排出されていきます。

しかし、油性の化学薬品は血液に溶け込みにくく、肝臓に残ることも多く、尿としてなかなか排出できません。薬の成分などが肝臓に残ってしまうと、肝機能障害を引き起こすこともあります。血液に残った化学薬品の残骸は、体表近くの毛細血管やリンパ管に運ばれていきます。そしてその先、細胞の周囲にある、細胞外液へとたどり着きます。

細胞は血液から酸素や栄養を取り込み、不要の排出物を血液へと返しますが、細胞一つ一つに血管がつながっているわけではありません。

そこで、**細胞と細胞の橋渡しをしているのが細胞外液**です。その細胞外液にも、油性の化学薬品の成分は溜まっていきます。すると、それが邪魔をして、血液からの栄養分や酸素を細胞がうまく取り込めなくなります。また、逆に細胞から出す不要な老廃物も、排出されにくくなります。

つまり、必要なものを取り入れる力も、いらないものを排出する力も衰えてしまうのです。この状態が続くと、細胞そのものが衰えて老化し、さまざまな身体の不調を招きます。体内を汚染する物質はできるだけ避けることが必要です。

毒出しの救世主「酵素」

腸の機能向上には「酵素」が必要不可欠！

体内に入ってしまった毒素は、第一に腸内へ届きます。肝臓の健康、そして血液の健康もまた、腸が健康であれば、最低限の有害物質の汚染を限りなく防ぐことができます。そのためには、腸の機能を向上させる必要があることは、これまでのお話で取り上げてきました。

腸を活性化させ、機能の向上に導くためには、実は「酵素」の働きが必要不可欠となります。これは、腸だけではなく、私たちが生命活動を営むうえで重要な役割を担っているのです。では、そもそも「酵素」とはどういうものなのでしょうか。

私たちが健康に生きていくためには、食事から摂取する「栄養素」が必要不可欠です。

これまでのお話では、糖質、脂質、たんぱく質、ビタミン、ミネラルの五大栄養素を含めて、六大栄養素である食物繊維や、七大栄養素であるファイトケミカルなどの重要性についてもお伝えしてきました。

では酵素は？というと、一般に**「第九の栄養素」**と呼ばれています。

酵素とは、**人間のあらゆる生命活動に関わる**とても重要なものです。

私たちの身体を自動車にたとえると、栄養素はガソリン、酵素はバッテリーのようなもの。ガソリンが満タンでもバッテリーが切れていれば車が走らないのと同様、酵素がなければ、いくら食べ物で栄養をとっても、呼吸をしたり、歩いたり、人と話したりといった行動すべてができません。

つまり、筋肉を動かし、血液を循環させて身体の熱をつくることもできないのです。

また、酵素は身体の中にある**「体内酵素（潜在酵素）」**と食べ物で取り入れる**「食物酵素」**に分けられ、体内酵素はさらに**「消化酵素」**と**「代謝酵素」**に分けられています。

また、私たちの体内に存在する潜在酵素の種類は、実に３０００以上あり、身体のさまざまな器官に存在し、それぞれ特有の働きをしています。

たとえば、消化酵素のアミラーゼはでんぷん質を分解しますが、たんぱく質は分解しません。たんぱく質はペプシンという消化酵素で分解されます。このように酵素は仕事が決まっていて、特定の相手にだけに働きかけます。これを「基質特異性」といい、酵素の大きな特徴です。

酵素によって食べ物の成分が分解されることではじめて、私たちの身体に栄養となって吸収されていきます。

[酵素の種類]

① 消化酵素

消化に使われる酵素

体内で生成される酵素の一つで、食物に含まれる炭水化物やたんぱく質、脂肪などを分解する。

消化酵素により分解された食物は小腸で栄養素として体内に吸収される。

② 代謝酵素

体内で生成される酵素の一つ

体内に吸収された栄養素を実際に働かせるのが「代謝酵素」。

「代謝酵素」は体内すべての臓器の活動を支える。

運動や呼吸をしたり、肌の新陳代謝を活性化させたり、身体の調子を整えたりする。

③ 食物酵素

食物に含まれる酵素

食事として外から取り入れるしかない酵素。

新鮮な野菜や刺し身、果物など生の食材や、納豆、味噌などの発酵食品に多く含まれる。

食物酵素を多くとることで、消化酵素, 代謝酵素をサポートし、体内で酵素が不足するのを補う。

そのほかにも、酵素は次のような働きをします。

- 身体をつくる
- 呼吸や血圧の調整をつかさどる
- 老廃物を排出し、新陳代謝をうながす
- 活性酸素を除去する
- 栄養をエネルギーに変えて身体を動かす
- けがや病気の回復を助ける　など

私たちが元気に生きるために、欠かせない仕事をしています。

脂っこい食事や過度な飲酒などで消化酵素を使いすぎると代謝酵素が不足し、身体に負担がかかります。また、体内酵素は年とともに少なくなっていくので、食事できちんと酵素を補うことが、体内酵素を節約することにつながり、私たちの健康を支えてくれるのです。

現代人は酵素不足を招いている!?

私たちは酵素がなければ、話すことも、呼吸をすることもできません。それは、もはや死を意味します。

以前は、体内酵素（潜在酵素）は、たんぱく質さえとっていれば体内で無制限につくられると思われてきました。しかし、近年の研究では、**一生の間で作り出される体内酵素の総量は、遺伝子によって生まれたときに決められていて、それ以上はつくり出せない**のではないかといわれています。

現代人の生活は、体内酵素を浪費する傾向にあります。その大きな原因としては、食品の調理方法、化学物質を使った加工食品、アルコールや過度の薬品の使用、さらにはジャンクフードを頻繁に食べるなどがあげられます。

消化酵素が体内で不足すると、食べたものの消化が悪くなり、消化不良を起こしやすくなります。腸内には、消化しきれなかった食べ物のかすが溜まり、宿便となって身体に悪影響を与えます。

また、体内の酵素はほぼ一定量なので、たくさんの消化酵素が必要になると、代謝酵素が消化にまわされることになり、結果的に代謝酵素が不足していきます。

代謝酵素が不足すると、生命活動に必要な化学反応が十分に行われなくなり、病気から身体を守る免疫力が低下します。その状態が長く続くと、病気にかかりやすくなってしまうのです。

この先もずっと健康で長生きするためには、体内の潜在酵素を温存しながら代謝に有効に活用していくことが欠かせません。

酵素は年齢とともに不足していくため、食べ物からも酵素をしっかり補い、消化酵素をむだ使いしないことがもっとも必要なのです。

そこで鍵となるのが、「毎日の食事」。

酵素は、新鮮な野菜や果物、生の魚や肉、発酵食品などに含まれています。ただし、酵素は熱に弱く、**60℃になると壊れて活性がなくなってしまいます。48℃以上で加熱し続けると、急激に不活性化につながる**とされています。

そのため、毎日の食事では、加熱を加えていない生の野菜や果物を取り入れ、酵素を補うことが大切です。

逆に加熱した食べ物ばかり食べていると、慢性的な酵素不足につながり、身体のさまざまな不調にもつながるため、その点に注意して、酵素たっぷりの食事を意識してとっていくことが大切です。

消化酵素の働き

1 炭水化物分解酵素
→アミラーゼ(唾液)etc.
2 たんぱく質分解酵素
→ペプシン(胃液)etc.
3 脂肪分解酵素→
リパーゼ(胃液、膵液)etc.

↓ 不足すると

1 食べ物の消化が悪くなる
2 血中の脂質が分解されなくなり、血液がドロドロになる

代謝酵素の働き

1 新陳代謝を促進
2 骨や皮膚などの形成
3 自然治癒力の向上
4 有害物質、老廃物の除去作用
5 免疫力の向上

↓ 不足すると

1 疲れやすくなる
2 肌質や傷の治りが悪くなる
3 体内に老廃物が溜まる
4免疫力の低下

食物酵素を多く含む食品

①果物

生で食べることができる果物は、**「酵素の宝庫」**と言われるほど酵素が豊富です。

たとえば、りんご、キウイ、バナナ、パイナップル、柑橘《かんきつ》類などは、酵素が豊富に含まれています。

キウイにはビタミンCやビタミンE、さらにたんぱく質分解酵素が豊富に含まれており、たんぱく質の多い料理を楽しんだあとのデザートにおすすめです。

また、バナナにも整腸・脂肪燃焼といった作用をもたらす栄養成分が豊富に含まれています。低カロリーで酵素を補うには最適なフルーツといえます。

②野菜

新鮮な野菜には酵素が多く含まれているといわれ、大根、かぶ、きゅうり、にんじん、小松菜、ブロッコリー、山芋、しょうがなどは酵素が豊富に含まれている食べ物です。

大根にはアミラーゼという消化酵素、きゅうりにはホスホリパーゼが含まれていて、すりおろして食べると、より効果的に摂取できるといわれています。にんじんや小松菜などは、フルーツと組み合わせてスムージーや野菜ジュースにすると取り入れやすいでしょう。

③発酵食品

納豆、キムチ、ヨーグルト、チーズ、漬け物、味噌などの発酵食品にも、酵素が豊富に含まれています。

納豆には栄養素を分解する酵素が多く、キムチには腸内環境を整え消化吸収を高めることにつながる酵素と乳酸菌が豊富です。

野菜、発酵食品、フルーツなどを中心にした食生活は、酵素を豊富に摂取しながらヘルシーな食事につながり、ダイエットにも期待できます。

第4章

身体の自浄作用を高める酵素断食

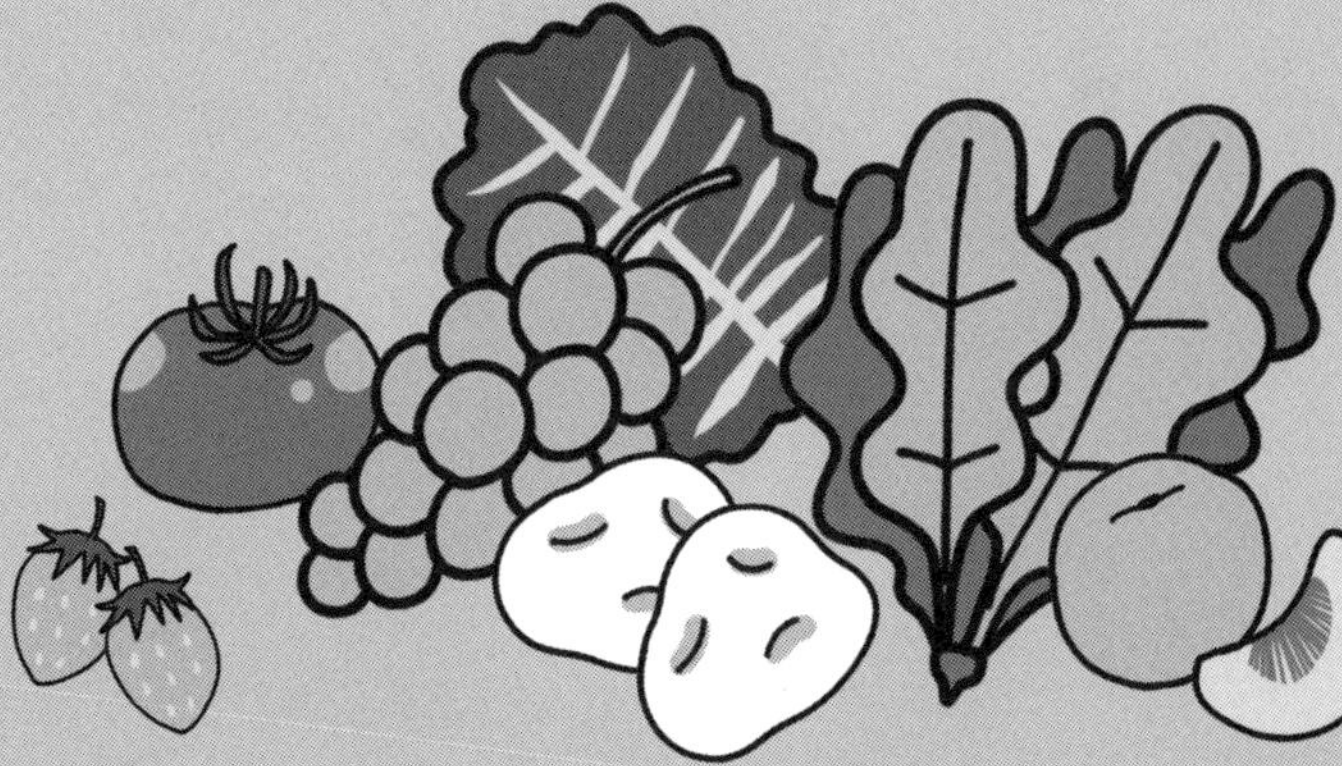

酵素のむだ使いをなくすとっておきの健康法

「酵素断食（酵素ファスティング）」の魅力とは？

私たちは、基本的に1日3食の食事を取り入れていますが、食べ物の消化・吸収作業には、たくさんの消化酵素が動員され、膨大なエネルギーが費やされます。前にもお伝えしましたが、酵素は一生の間につくり出される量が決まっています。毎日食事するだけで、どんどん酵素が使われていくのです。

いつまでも健康であり続けるために、酵素は私たちの身体になくてはならないものです。そこで、みなさんにおすすめしたいのが、**食べない健康法とよばれる「酵素断食」**です。食事を、酵素ドリンクと水に置き換え、固形物の摂取をいったんストップし、常に動き続けている内臓を休ませる健康法です。

私は、この酵素断食に出会う前、「食べないなんて絶対身体によくない」「栄養不足に陥るのではないか」、そう思っていました。

しかし、酵素断食は、水だけのファスティングと違い、身体に必要な栄養素を最低限補いながら内臓を休ませ、傷ついた身体をメンテナンスしてくれる、とっておきの健康法だったのです。

みなさんのうち多くの方が、「ファスティング＝食べない。私になんて絶対ムリ！」と思っているのではないかと思います。私もそうだったので（笑）。

しかし、一度酵素ファスティングをされた方の大半は、「思っていたよりも3日間続けることができた」「5日くらいは余裕でできるかも」「ファスティングをして身体が変わった」「身体がスッキリした」といった感想をお持ちです。酵素ファスティングをする前とあとで、「食べない」ということに対するイメージが180度変わってしまいました。

ファスティングを行うと、消化器官が休まるだけでなく、体内の酵素が節約されます。消化酵素として使われなかった分を、身体のメンテナンスに役立つ「代謝酵素」にあてることができます。

食べずに酵素のむだ使いを防ぐことは、身体が本来持っている、**自然治癒力や免疫力アップにつながります**。すると、**病気の予防だけではなく、身体に蓄積した有害物質や毒素の排出**、さらには、**傷ついた細胞の修復**など、計り知れないほどの効果を私たちに与えてくれるのが、この「酵素断食」のすごいところです。

また、今どんなに健康に自信がある人でも、加齢とともに体内酵素は減っていき、さまざまな衰えや不調が身体のあちこちに出てきてしまうものです。健康、そして身体の内側の「きれい」をつくるために、ぜひ、みなさんも酵素ファスティングにチャレンジしていただきたいと思います。きっと5年、10年、その先のみなさんの身体は、若さと元気を保ち、驚くほど内面から輝きを放っていることでしょう。

またうれしいことに、ファスティングを実践すると、大腸の腸壁にこびりついた「宿便」が出てきます。宿便が大腸にずっととどまっていると、腐敗毒を出して血液を汚し、さまざまな病気を引き起こします。

昔、私が栄養指導でアドバイスした方は、過度の便秘を抱えていました。1週間は平気で便が出ない日があり、悩んでいるという相談をいただいたので、ファスティングをすすめました。その方は、ファスティングを3日間実践され、その後の回復食3日目の日に、猛烈にトイレに行きたくなり、トイレに駆け込んだそうです。そのとき、「今まで見たことがないくらい、大量の便が出た！　こんな便みたことない！」と驚きいっぱいで私にご報告くださいました。

この方以外にも、ファスティングで便秘を改善されたり、宿便を排出することによって、今まで悩んでいた身体の症状が嘘のように好転していく方が非常に多いのです。

みなさんは、病原ウイルスの「溜まり場」がどこかご存知でしょうか。

それは「腸」です。

大腸には、約100兆個の腸内細菌叢がありますが、ここに悪玉菌が増えた状態で生活を続けていくと、腸内にウイルスが発生します。そして、腸管粘膜免疫の低下とともに、そのウイルスが全身へと蔓延し、多くの症状が出てくるのです。

そのため、腸の中での腐敗を避けることこそ、ウイルス感染を起こさない秘訣だといえます。そして、その最大の方法が、「酵素断食」です。

動物たちは体調が悪くなると、エサを全く食べなくなります。本能的に身体を直すためのファスティングを行っているのです。

私たち人間も動物たちを見習って、**体調を崩したらファスティングをして、腸をきれいにするのが賢い養生法**なのです。

ファスティングは、これまで取り上げてきた、身体に入るさまざまな有害物質の排出、そして、血液、肝臓や腸の浄化など、臓器の修復に大きく貢献してくれる、最高の手段だと思います。同時に、身体に酵素をチャージすることもできるため、体内に酵素を温存し、健康、美しさへとつなげていってくれるのです。

酵素断食で期待できるメリット

酵素断食は、私たちの身体にたくさんのよいことをもたらしてくれます。食べないことでもちろん体重も減るのですが、身体の内側をきれいにしながら美しくやせられます。

以下に酵素断食によって得られるメリットをあげてみます。体内に溜まっている有害物質をはじめとする、私たちの身体に不要なものを出すデトックス、その他、思いもよらないメリットがあります。

デトックス

①余分な脂肪が燃焼されて身体が軽くなる。
②脂肪の中の有害物質が血中に排出される。
③代謝酵素の働きを高め、身体を浄化・修復する。
④肝臓の機能が向上し、解毒力を高めてくれる。
⑤腸内環境を整え、便秘の改善、宿便の除去により老廃物を排出する。

その他のメリット

①ダイエットに効果的。
②視覚・聴覚・知性が研ぎ澄まされる。
③肌の新陳代謝が高まり、美肌になる。
④腸内環境が改善され、免疫力が高まり病気に強い身体をつくる。
⑤味覚の正常化により、食事をさらにおいしく感じられる。

このほかにも、酵素断食を実践された方それぞれが、さまざまなメリットを感じています。

やってみよう！ 酵素断食

酵素断食は、水や酵素ドリンクだけで3日間を過ごす方法がもっとも基本です。

なぜなら、約3日間、身体が消化機能を休むと、体内のほかの働きも正常に戻ると考えられているからです。

エネルギー源をほとんど摂取しないので、体内の脂肪を分解して、エネルギー源を生み出す

「ケトン体」という物質を生成します。この過程で、脂肪に蓄積されていた有害物質が血液中に放出され、体外へ排出されやすくなります。

酵素断食は、次の3段階に分けて行います。

「準備期間」
「酵素断食期間」
「復食期間」

これが成功への条件になるので、この三つの期間を確保することが大切です。

たとえば、酵素断食期間を3日間行う場合は、準備期間1〜3日間、復食期間は3日間の確保が必要ですし、1食の置き換えファスティングだと、その前後の食事を準備期間、復食期間に充てる必要があります。

せっかくの酵素断食期間の効果をより高めるためにも、その前後に何を食べるのかについても、正しい知識をつけておくことが成功の秘訣でもあります。

酵素断食を実践するにあたって、どうしてもネックになるのが、酵素断食を行う日数ではないでしょうか。

3日間の酵素断食を実践する場合は、準備期間（1～3日間）と、復食期間（3日間）を合わせれば、トータルで最低1週間は実践日数としてみておかなければなりません。

実践される方の多くは、仕事で忙しかったり、接待で会食や飲み会に参加せざるを得なかったり、なかなか、時間を確保できない方も多くいらっしゃいます。

また、いきなり、初心者の方が3日間のファスティングを行うことは、体調を崩す恐れや心身ともに負担がかかる恐れがあるため、まずは身体を慣らすために、「半日ファスティング」からはじめてみるとよいでしょう。

第1ステップ「半日ファスティング」

半日ファスティングを実践してみよう

たった半日でも、毎日、あるいは毎週繰り返すと、確実に身体が変わります。半日ファスティングは、朝食または夕食を酵素ドリンクに置き換える簡単な方法です。

たとえば、朝の6時と昼の12時、夜の18時に食事をされている方の場合は、朝食を抜くと、18時間（約半日以上）、固形物を食べないことにつながるため、常に働き続けている胃腸を休ませることができます。

1日ファスティングや3日ファスティングが難しい方、日々の食生活の中で胃腸を休ませたい方、体質改善をしたい方などにおすすめです。

◎朝食置き換えの場合の食事例

朝 酵素ドリンクと水のみ

水は1日に1．5～2ℓの摂取が必要なため、朝の時間帯では、500～700㎖をこま

[半日ファスティング]

もう少しだけやせたい方や、内臓を休ませたい方に

〈前日の夕食〉

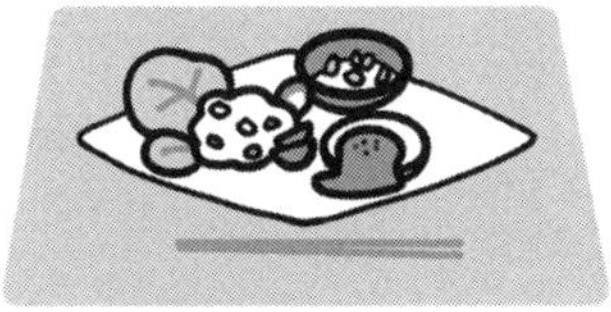

腹8分目
まごわやさしいこ食

〈朝食〉

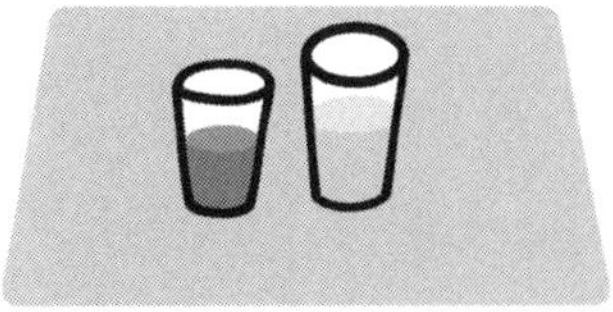

酵素ドリンク
水

〈昼食〉

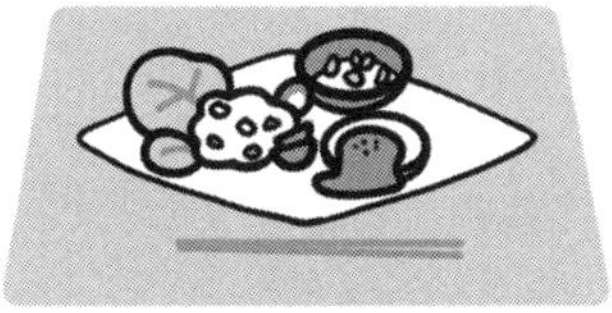

復食　腹8分目
まごわやさしいこ食

〈夕食〉

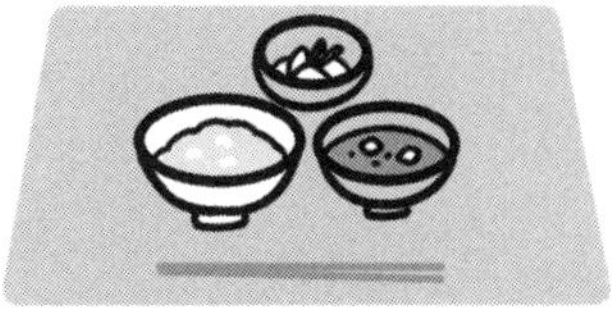

通常食　腹8分目

めに摂取しましょう。

朝起きたら、一番に白湯を飲むと便が出やすくなり、排出のサポートをしてくれるのでおすすめです。
※冷たい飲み物は、身体を冷やすので、朝は特に常温か白湯を選ぶこと。

(昼) 復食
前日の夜から、固形物を摂取していないため、昼食はできるだけ、身体にやさしい食事がおすすめ。消化がよいものを、しっかりよく噛んで食べましょう。
例）おかゆ、そば、豆腐、野菜スープ、味噌汁、フルーツなど

(夜) 通常食
肉類・油物・アルコールはできるだけ避けることが理想。
もしどうしても食べたい場合は、脂身が少ない赤身の肉類、焼き物、アルコールは少量程度に抑えることが大切です。油の吸収を抑えるために、食物繊維の多い野菜と一緒に組み合わせてとるとよいでしょう。

12時間以上のファスティングでサーチュイン遺伝子をスイッチオン!!

サーチュイン遺伝子は、別名**「長寿遺伝子」**とも呼ばれています。健康と美容に深く関わる遺伝子として注目されている遺伝子です。

サーチュイン遺伝子は、2000年、レオナルド・ガレンテ博士と今井眞一郎博士によって発見された遺伝子です。**空腹の状態のときに活性化するとされ、食を断ってから12時間後にスイッチが入る**といわれています。

このサーチュイン遺伝子が活性化すると、細胞内にあるミトコンドリアが増え、細胞内の異常なたんぱく質や、古くなったミトコンドリアを除去してくれます。細胞が若返ることで、体内に発生する活性酸素の除去、脂肪の燃焼、細胞の修復などが活性化され、私たちの身体の健康や若さを保ってくれるのです。

よく、ファスティングを実践される方の中でも、「半日や1日のファスティングで効果があるの?」といった声を聞きます。たとえ週1回でも、定期的に半日ファスティングや1日ファスティングにチャレンジすることで、こうした長寿遺伝子にスイッチを入れていくことができるのです。

今の時代は、食べたいときに食べられる環境にあり、なかなか空腹時間をつくることが難しい世の中であると思います。しかし空腹には、私たちが思う以上に素晴らしい効果がたくさんあるのです。意識して空腹時間をつくることが、健康面だけでなく美容面でも、私たちの身体の役に立ってくれるのです。

第2ステップ「1日ファスティング」

週末をファスティング実施期間の習慣にしよう

半日ファスティングに慣れたら、次は、1日ファスティングにチャレンジしてみましょう。

1日ファスティングは、朝・昼・夕食を「酵素ドリンク」と「水」に置き換える方法です。

1日ファスティングの例としては、金曜日は準備期間としてできるだけ身体にやさしい食事をメインにとり、土曜日を酵素断食期間、日曜日を復食期間として設ける方法です。

これなら、土日が休みの日に、落ち着いてファスティングを実践できるため、心身ともにストレスを感じにくく、ファスティングの実践ができるはずです。

酵素ドリンクの量は、使用するドリンクによって摂取量が異なるので、適切な量を確認しましょう。また、水は1日に1．5～2ℓの摂取が必要になるため、酵素ドリンクと合わせてこまめに摂取しましょう。

もしほかの飲み物が飲みたくなったら、三年番茶、カモミール、ルイボスティーなどのノンカフェインのものや、炭酸水などもリフレッシュには最適です。

1日ファスティングはこんな人におすすめです。

- 平日は仕事で忙しく、ファスティングのことを考える余裕もない方
- 1kg程度、体重を落としたい方
- 身体をスッキリさせたい方
- 食べすぎた日の翌日、胃を休めたい方
- 身体のだるさや疲れなどの体調不良を感じている方

1日ファスティングは、丸一日食事をしない「プチ断食」です。

1日ファスティングを行った人の中には、体重が1〜2kg減ったという人が多くいますが、これは、脂肪が1kg、2kg燃焼して体重が減るというよりも、ファスティングによる作用で宿便の排出や、水分が排出されることが主な理由としてあげられます。

また、いったん身体の中から老廃物を排出してしまえば、全身の代謝が活性化されて身体が軽くなった感覚になります。この状態になれば、身体は痩せやすくなるといわれています。

[1日ファスティング]

ファスティングの前日から準備をします。食事は肉類や揚げ物は避けて「まごわやさしいこ食」をベースに、胃腸に負担がかからない食事が理想的。前日の夕食はいつもの7〜8分目の量を心がけ、よく噛んでいただきましょう。

STEP1

しっかり準備しましょう
準備期間(1日間)

ファスティングの前日から準備をします。食事は糖分や油分を避けて胃腸に負担がかからないものにします。そして徐々に食事の量を減らしていき、前日の夕食はいつもの7〜8分目くらいの量にします。

STEP2

固形物の摂取はNG
酵素断食期間(1日間)

朝起きたらコップ1〜2杯の水を飲み、ファスティングスタート！　酵素ドリンクを用意して、1日2ℓ程度の水を摂取することを心がけましょう。他の飲み物がのみたいときはノンカフェインのハーブティーや炭酸水などを飲んでもOK。

STEP3

消化のよい食事を
復食期間(1日間)

ファスティングの効果を高めるためにも、重要なのが、その後の食事。ここで急に大量のものを食べると、身体に負担がかかり、効果が台無しに。復食では、まずおかゆや野菜スープなどの汁物からはじめましょう。油分や肉、魚は我慢して。

第3ステップ「3日間ファスティング」

本格的に身体のデトックス&脂肪燃焼を促進させよう

半日ファスティングや1日ファスティングで身体を慣らしたら、いよいよ本格的な3日間ファスティングにチャレンジしてみましょう！

3日間の実践では、1日ファスティングをもう少し期間をのばした3日間をファスティング期間として設ける方法です。

そのため、準備食（1〜3日）・復食（3日）を設ける必要があり、トータル最低1週間は実践できるスケジュールを、自身で調整することが必要になってきます。

ファスティングの期間が長くなればなるほど、準備食、特に復食期間のハードルが高くなるため、トータルで食事内容を考えることが、ファスティングの成功につながります。

3日間ファスティングはこんな人におすすめです。

・体内の有害物質を排出し、身体を浄化させたい方

[3日間ファスティングプログラム]

STEP1 準備期間 1～3日間

肉類や揚げ物は避け、植物性食品を中心とした「まごわやさしいこ食」で、身体と心の準備をしましょう。準備期間は、酵素断食期と同様、3日間が理想ですが、時間がないときは、最低でも1日間は設けるようにしましょう。

STEP2 酵素断食期間 3日間

酵素断食本番です。酵素ドリンクと水のみで栄養を補給して過ごします。水分を1日2ℓ程度摂取しましょう。起床後すぐにコップ1～2杯の水を飲むことで、便が出やすくなります。

STEP3 復食期間 3日間

おかゆなど消化のよいものから食べましょう。野菜でも繊維質の物は避け、消化にやさしい食材や調理法を心がけることが大切です。

・2〜3キロ程度、体重を落としたい方
・内臓機能を向上させたい方
・自然治癒力を高め、病気に強い身体をつくりたい方
・身体のだるさや疲れなどの体調不良を感じている方
・身体をリセットさせたい方
・身体のメンテナンスをしたい方

3日間ファスティングはここがスゴイ！

①ファスティング2〜3日後から脂肪燃焼

ファスティングをはじめて2〜3日ほど経つと、普段はなかなか燃えづらい内臓脂肪が燃焼しはじめます。また、脂肪細胞から「アディポネクチン」というホルモンが分泌され、体中の血管を掃除して身体を若返らせてくれる働きがあります。

②細胞に溜まっていた毒素が排出

細胞の中には、有害ミネラルなどの不要な有害物質が溜まっています。

有害物質は脂肪細胞に溜まりやすく、脂肪細胞が燃え出すと、効果的に有害物質を細胞外に出すことができ、尿などで体外に排泄してデトックスしていきます。

③デトックスには3日間以上のファスティングが有効

脂肪が燃焼し、デトックス効果が高まるのは、ファスティング3日目から。

体内で、脂肪が燃えだすと「ケトン体」という物質がつくられ、身体のエネルギー源になりますが、この、ケトン体が一気に増えるのが、実はファスティングをはじめて48時間ほど経ったときといわれています。

このケトン体は、α《アルファ》波を出すため、ファスティング3日目に入るころには、脳がリラックスし、身体が軽く感じられたり、空腹感を感じにくくなったりします。

3日目から爽快感や集中力が増すといわれているのはこのためです。

好転反応が起きたら、それは身体が変わるサイン！

ファスティングを実践して2〜3日程経つと、頭痛、皮膚のかゆみや湿疹、疲労感、下痢などが起こることがあります。この反応は、好転反応といい、別名「調整反応」とも呼ばれています。新しい刺激に身体が反応して起こる反応で、体内で以下のようなことが起きていると考えられます。

・傷ついた細胞が新しく生まれ変わるとき
・体内の有害物質が排出されるとき
・血液やリンパの流れが活発になるとき

ファスティングが終わると、不快な症状も自然に治まることが多いので、軽い症状であれば、ゆったりと過ごしながらファスティングを継続し、毒素を出していきましょう。

好転反応は、次のような流れで起こりやすくなります。

①身体に溜まった老廃物（毒素）や化学物質、過剰なコレステロールや中性脂肪などが身体からはがれる。
②はがれた老廃物（毒素）などが血液中を巡り、細胞や各臓器に行きわたる。
③老廃物（毒素）などが排出されて血液が入れ替わる。その入れ替わりとともに、不快な症

状（好転反応）が起こる。

身体に老廃物（毒素）が溜まっている場合は、好転反応が現れやすくなります。老廃物（毒素）の溜まり方には個人差があり、生活習慣などが影響していると考えられています。

では、どのような生活習慣をすると、老廃物が溜まりやすいのでしょうか。

次のような生活をしている人は要注意です。

- 不規則な生活、運動不足の人。また、ストレスを抱えている人。こういう人は、血のめぐりが悪くなり、老廃物（毒素）を浄化する器官（肝臓、腎臓など）に届けることができない
- コンビニ弁当や冷凍食品など化学物質を多く含む食品をとる機会が多い人
- ふだんから、肉や油の多い食事をよくしている人
- 便秘がちな人

好転反応で起きる症状は人それぞれです。遺伝的要素、生活環境（食生活、精神的条件、住環境など）、現在の健康状態などの条件の違いによって、好転反応の現れ方も異なります。

好転反応がひどい場合や、ファスティングを継続することが困難な場合は、無理をせず、いったんファスティングを中断し、復食期間に入りましょう。

ファスティングを成功させる「賢い選択」

ファスティングドリンクの選び方

ファスティングの実践で必要不可欠なものとして「ファスティングドリンク」があります。近年のファスティングブームで、ファスティングに特化したさまざまなドリンクが販売されていますが、私がおすすめしたいのは、「酵素ドリンク」です。

酵素ドリンクは、野菜や果物を砂糖で熟成発酵させてつくられます。この食物酵素を補いながら、体内酵素である消化酵素や代謝酵素を消費せずに温存させることができるのです。

ただし、酵素ドリンクでも「何を選ぶか」で、効果が大きく変わってきます。

選び方のポイントとしては、できるだけ使用している食材の質に配慮し、安心・安全なものを選ぶことです。使用されている食材に、農薬がたくさん使用されていたり、甘みをつけるために人工甘味料や、その他食品添加物が使用されていれば、せっかくファスティングを行うのに、逆に有害物質を入れてしまうことになりかねません。

また、発酵の際に使用する砂糖にも目を向ける必要があります。よく用いられているのは、白砂糖です。白砂糖は精製の過程でビタミンやミネラルなどが除去されるため、体内に入ると血糖値が急激に上昇し、血糖値の乱降下を招きます。これは、精神面の乱れにもつながりやすくなるのです。そのため、ビタミン、ミネラル、食物繊維などが豊富な、黒糖やきび砂糖などで発酵させたものをおすすめしたいと思います。ご参考までに私は普段、これらの条件を満たしている株式会社グローリー・インターナショナルの酵素ドリンクを使っています。

酵素ドリンクは、以上のようなことに気をつけ、好みのものを探してみてください。

水の選び方

ファスティングドリンクの選び方と同様にとても重要なのが、どんな水を選ぶかです。私がおすすめするのは、日本人が普段飲み慣れている「軟水」です。

水はカルシウムとマグネシウムの濃度により、軟水と硬水に分けられます。ミネラル分の濃度の低い軟水は、肌にやさしく、内臓にも負担がかかりません。対して硬水は、ミネラルがたっぷり含まれますが、内臓に負担をかけやすく、下剤の原料にもなっているマグネシウムの多い硬水を飲みすぎると、下痢をする恐れもあります。

株式会社グローリー・インターナショナル　URL:https//glory-web.com/
TEL:0422-79-1005

「硬水」は、ミネラルが豊富ですが、飲み慣れていない方が多く、おなかを下す可能性があるため、ファスティングの際のベースの水としては、あまりおすすめできません。摂取する場合は、1日のうちに1～2杯程度飲むなどして、ミネラルを補給する程度で取り入れてみてもいいかもしれません。

軟水、硬水の違いだけでなく、質の良い水を選ぶことも大切です。水道水は、配管の汚れや有害ミネラルの摂取につながるため、浄水や、ミネラルが含まれるナチュラルなミネラルウォーターなどがおすすめです。

水は、体内の有害物質を排出したり、きれいな血液をつくるうえで欠かせない役割があるため、できるだけ使用する水の質にも配慮することが大切です。

胃にやさしい食べ物を選ぶときのポイントは!?

・消化が早い
・たんぱく質やビタミンなどの栄養素を含む
・食物繊維や脂肪が少ない

ファスティングの前日は、できるだけ消化が良く、身体にやさしい食事をいただきましょう。

栄養があり、消化の良い食材を選ぶと、消化酵素の消耗を防ぎ、代謝酵素の活性にもつながります。また、脂っこい肉や揚げ物、アルコールの摂取など、胃に負担になるものを過剰に摂取すると、頭痛や身体のだるさなどを引き起こし、ファスティング期間に悪影響を及ぼしかねません。

ごぼうやれんこん、セロリなど、かたく筋がある繊維質のものや、極端に甘いものなども、胃に負担をかけやすいので控えましょう。また、しっかりよく噛み、腹7～8分目を心がけると消化もスムーズになり、身体の負担も軽減されます。

消化を良くするために以下の五つの調理ポイントも抑えておきましょう。

①具材はできるだけ細かく刻む。
②味つけは薄めにして香辛料など刺激のあるものは控える。
③油はできるだけ使用しない。
④生のままよりも、煮る、蒸す、ゆでるなどの加熱調理をする。
⑤食材の皮をむく（なす・かぼちゃ・きゅうり・さつま芋など）。

胃にやさしい食べ物と、控えたほうがよい食べ物は以下のとおりです。

胃にやさしい食べ物

キャベツ、大根、ほうれん草、にんじん、小松菜、かぶ、豆腐、白身魚、さけ、うどん、おかゆ など

胃に負担がかかる食べ物
ごぼう、れんこん、オクラ、さつま芋、きのこ類、ハム、ソーセージ、赤身魚、海草類、大豆など

[ファスティングの準備食におすすめの食材は？]

柔らかいご飯　パン　うどん　ヨーグルト　牛乳　卵黄　豆腐
白身煮魚　白身の魚の刺し身　鶏肉の煮物　柔らかく煮た野菜

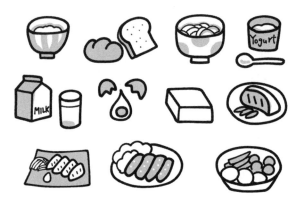

[胃が荒れているときはとらないほうがよいもの]

かたいご飯　冷やご飯　炒飯　すし　天ぷら・フライ　塩辛　漬け物
コーヒー・紅茶　緑茶　アルコール類　たばこ　かたい野菜
こしょう・わさび・辛子　甘いもの（チョコレート・和菓子）

ファスティング前日の理想メニュー

理想的な準備食とは？

「ま・ご・わ・や・さ・し・い・こ」（133ページ）をベースに、一汁三菜の食事が理想です。

◎**主食**　玄米や分づき米・雑穀米など
おかゆにするとさらに消化が良くなります。
※玄米は発酵玄米や発芽玄米のほうがさらに消化に良く、さまざまな栄養素も増加する。

◎**主菜**　肉類よりも、魚や卵、大豆製品のたんぱく質をメインにとりましょう。
油を使った焼き物や揚げ物よりも、蒸したり煮たりするほうが、胃の負担を軽減でき、消化もよくなります。
※大豆製品は、蒸大豆よりも、発酵されている納豆やみそ、豆乳や絹ごし豆腐のほうが消化・吸収はよい。たんぱく質をしっかり摂取する場合は、絹ごし豆腐よりも木綿豆腐や高野豆腐が

おすすめ。

◎**副菜**　副菜は、2〜3品つけるのが理想的。

根菜類よりも葉物野菜のほうが、消化によい。調理法はゆでるよりも、煮物や煮びたしなどにして加熱を加えると、さらに消化が良くなります（栄養素もむだなく摂取するために、薄味で味つけし、汁ごといただく）。

また、野菜の皮はかたいので、全面、もしくは部分的に皮をむいて、消化をよくする工夫も大切です。

漬け物には、浅漬けやぬか漬け、梅干しなどさまざまな種類がありますが、おすすめは、ぬか漬けや梅干しです。市販の浅漬けは、添加物が多く入っている傾向があるので、必ず表示を確認しましょう。しっかり微生物発酵されているぬか漬けは、ビタミンB群を多く含み、微生物の働きで腸内環境も整えてくれます。

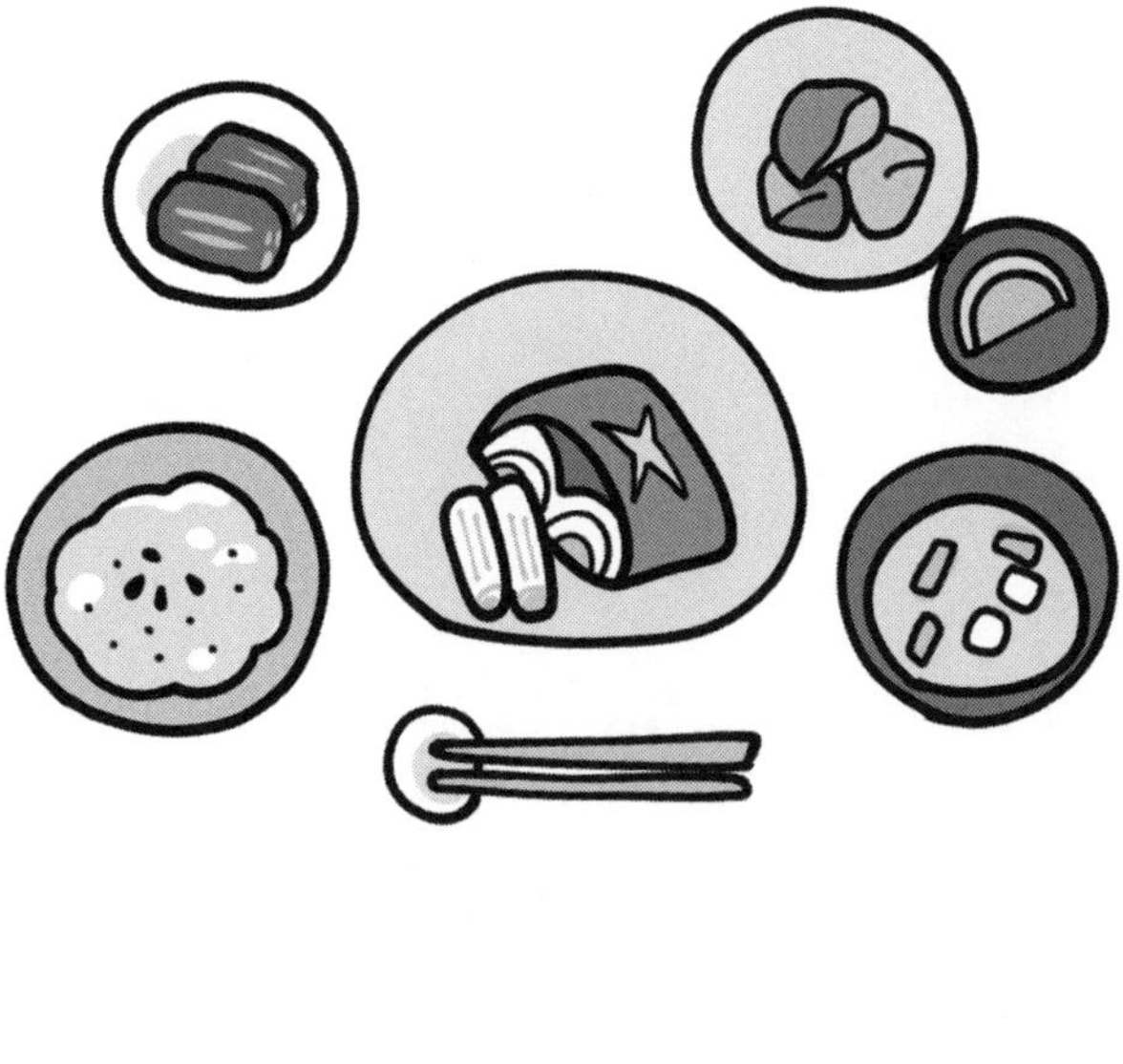

また、梅干しは、デトックスにはおすすめの食材。準備食や復食でも取り入れたい食材です。

◎汁物 汁物のおすすめは、何といっても「味噌汁」。味噌は、微生物の発酵により、消化・吸収がよくなり、栄養面でも優れている日本のスーパーフード。準備食に限らず、復食の食事でも取り入れたい食材です。また、忙しくて副菜を何品もつくることが難しいときは、汁物に野菜をたくさん入れて摂取すれば、栄養満点の一品になるので、献立を工夫して上手に汁物を活用してみましょう。

ファスティング中はNG！ 控えるべき食品

中3日のファスティングの間はもちろんですが、準備期間やファスティング後の復食期間中も、以下の食品は食べないようにしましょう。

食品添加物（インスタント食品・加工食品など）

カップラーメン、コンビニ弁当、冷凍食品など

菓子類（白砂糖を多く含むもの）

菓子パン、ケーキ、チョコレート、クッキーなど

油脂類（トランス脂肪酸・酸化した食品）

ファストフード、マーガリン、ショートニング、揚げ物、スナック類など

動物性食品

肉、魚、卵、乳製品など

小麦製品

パン、パスタ、うどん、お好み焼き、パンケーキなど

嗜好品

アルコール、たばこ、飴、ガム、コーヒーや紅茶などのカフェイン飲料

コーラやジュースなど清涼飲料水

ファスティングの成功は終了後の食事で決まる

復食期間の理想メニューは？

ファスティング期間が終わって、気持ちも身体もスッキリし、ホッと一息つくのが、この復食期間です。

「ファスティングが終わったから、好きなものを食べたい」と思う気持ちも出てくるかもしれません。しかし、この復食期間こそ、ファスティングの成功を決定づける、大切な期間になります。

ファスティング期間は固形物が身体の中に入ってこないので、ここでいきなり固形物が入ってくると、身体の臓器は一気にフル起動。身体に大きな負担をかけることになります。

復食期間のポイントは、徐々に普段食べていた食事に戻してあげることです。その食事ポイントをしっかり押さえて、リバウンドの少ない身体づくり、そしてファスティングの効果を高められるように食事に配慮していくことが、この時期とても大切です。

液体から徐々に固形物にシフトする

ファスティング終了直後は、固形物は摂取しないようにします。2食目以降からは重湯や、柔らかく煮た野菜スープが理想的。その後は、重湯からおかゆ（三分がゆ↓五分がゆ↓七分がゆ↓全がゆ）へ徐々にシフトしていきましょう。

この期間は、まだ、肉や魚などの動物性食材の摂取や油の摂取は控え、繊維質の少ない野菜中心の食材を選びましょう。生で食べるよりも、煮たりして柔らかくすることが消化を良くするポイントです。食事の量も食べすぎには注意しながら、よく噛んでいただきましょう。

ステップ① 復食1日目

ファスティング後の復食1食目は、重湯でもOKですが、長期間ファスティングを行った場合は、だし汁などのスープからスタートするのがベスト！

具なしの味噌汁なども栄養価が高く、おすすめです。デトックス力を高めるために、梅干しをだし汁に加えて飲むのもファスティングの効果を高めてくれます。

ステップ② 復食2日目

復食2日目は、1日目の食材にプラスして、豆腐など植物性たんぱく質を摂取しましょう。アボカドや芋類なども献立に加えていきながら、食べる量を少しずつ増やしていくことが大切です。できるだけ、消化を良くするポイントを確認し（準備食の食事ポイントで記載）、取り入れていきましょう。

ステップ③ 復食3日目〜

復食3日目からはふだんの食事の50％くらいの量を目安に、徐々に通常の食事に戻していきます。ここで参考にしたいのが、「まごわやさしいこ」食と、腸内環境を善玉菌優先にするための「発酵食品」です（納豆、味噌汁、ぬか漬けなど）。

少しずつ、普段の食事に慣れさせていきましょう。ここでも、よく噛むことを忘れないようにしましょう。

浄化力アップ！新月ファスティング

ファスティングやダイエットに向いている時期は？

ファスティング（断食）に向いている時期といえば、「新月」です。新月は浄化の力が強い時期です。月のリズムを意識し、また早寝早起きなど規則正しい生活を心掛けていると、女性の月経リズムも月のリズムと合ってくるといわれます。

満月や新月のタイミングに排卵と生理がピッタリと合ってくるなど、ホルモンのバランスと月のリズムを合わせると、半日や1日のファスティングなら、新月のタイミングがおすすめです。

3日間以上のロングファスティングを行う場合は、満月が過ぎ、新月に向けて欠けていく下弦の時期から準備をはじめるとよいでしょう。また、満月の時期は、すべてにおいて吸収力がアップします。必要な栄養素もしっかり取り込めますが、それだけではなく、食品添加物や農薬などの化学物質もいつもに増して取り込みやすくなるのです。そのため、ダイエットに意識を向けるより、より栄養濃度の濃いバランスのとれた食事を心掛けていきましょう。

◎新月

「浄化」「解毒」の作用があるといわれています。毒素を分解して外に排出する、デトックスの力が最も高まります。また、新しいアイデアが浮かんだり、何か新しいことをスタートさせるのに最適なとき。ダイエットや美容の計画を立てたり、ファスティングや断捨離、悪い習慣や関係を断ち切るタイミングとしても適しています。

◎上弦の月（満ちてゆく月）

「吸収」「成長」「休養」の作用があるといわれています。身体がいろいろなものを吸収してエネルギーを蓄える時期でもあります。吸収しやすい分、太りやすくもありますので、バランスのよい食事を心がけましょう。また筋力トレーニングにも適しています。神経が休まり、気持ちが落ち着く時期でもあります。

◎満月

「吸収」「統合」の作用があるといわれています。強いパワーを持っている時期で、気持ちがとても高まるとき。吸収力が最も強いので、暴飲暴食には注意しましょう。また、吸収の力が強いからこそ、お肌や体内にリッチな栄養を与えてあげるタイミングに適しています。この日はあまりダイエットは意識せず、取り込む食べ物や化粧品の質に注目されるとよいでしょう。

◎下弦の月（欠けていく月）

「発散」「解毒」「固定」の作用があるといわれています。満月が過ぎ、放出の力が徐々に高まります。いつも以上に手をかけたお肌のお手入れや、半身浴やサウナで汗をかくなどもよいでしょう。ものごとを収束させるのにも適した時期です。ダイエットや長期のファスティングをスタートさせる時期としてもよいでしょう。

[月のサイクルとファスティング]

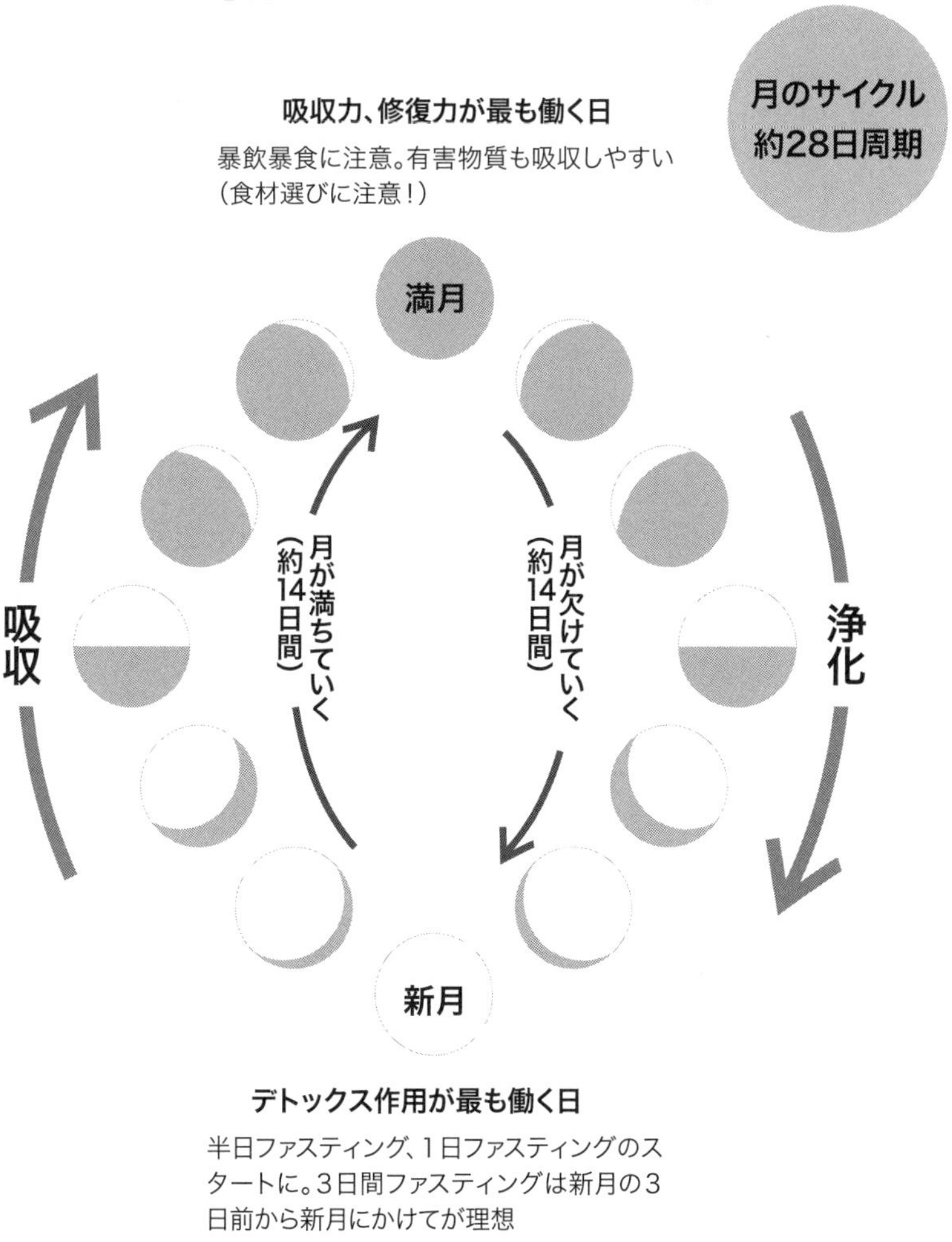
月のサイクル
約28日周期
吸収力、修復力が最も働く日
暴飲暴食に注意。有害物質も吸収しやすい
（食材選びに注意！）
満月
吸収
月が満ちていく（約14日間）
月が欠けていく（約14日間）
浄化
新月
デトックス作用が最も働く日
半日ファスティング、1日ファスティングのスタートに。3日間ファスティングは新月の3日前から新月にかけてが理想

ファスティングQ&A

Q 体重はどのくらい減りますか？

A 体重の減少は、個人差ありますが、1.5～5kgが平均です。

ファスティングの実践で痩せるというよりは、腸などの体内の機能が改善され、代謝システムが正常に働くことによって、代謝が高まることから結果として体重が減少していくことにつながっていくと考えられます。

また、筋肉量が少なく基礎代謝量も低い人は、体重も減りにくい傾向にあります。

Q 生理中にファスティングを行っても大丈夫ですか？

A 生理中の方も基本的には可能ですが、その時の体調により判断してください。

生理前からはじめにかけては、免疫力の低下や、気分の落ち込みも出てきやすい時期なので、気になる方は生理が終わってからはじめられるほうが、いいかもしれません。

18歳未満の方は成長期のため、極力避けることをおすすめします。

Q ファスティングの途中で気分が悪くなることはありますか？

A 個人差はありますが、ファスティング中は、体内の毒素が排出されたり、組織の再生が行われるため、眠気や湿疹、かゆみ、頭痛などの症状が現れる場合があります。

その際は、通常より多めに酵素ドリンクやお水を摂取し、無理をせず、安静に過ごすことを心がけましょう。もし、あまりにも症状がひどく、長引く場合はファスティングを一旦中断し復食に移行しましょう。

また、ふだんタバコやアルコールなど酵素不足の生活を送っている場合は症状がでやすい傾向にあるため、準備期間を少し長めにとることをおすすめします。

Q 運動はしても大丈夫ですか？

A ファスティング中は通常よりもカロリーや栄養素の摂取量が少なくなっているため、激しい運動はおすすめしません。身体に負担がかかると体調不良を起こしたり、ファスティングを中断せざるをえなくなってしまいます。適度な運動（ウォーキングやヨガなど）は脂肪燃焼効果を高めてくれるので、おすすめです。

Q 薬は飲んでも大丈夫ですか？

A 空腹時の薬の服用は内臓器官に負担がかかるため、極力控えるほうがいいです。ただし、ファスティングを行う前に、必ず専門医や主治医に相談し判断しましょう。長期のファスティングを行うリスクが高い場合は、半日ファスティングなどで、まずは身体を慣らすことも大切です。

Q お通じがよくないのですが大丈夫ですか？

A ファスティング中は腸内に固形物が入らないため、腸内の蠕動運動がゆるやかになりますが、腸内環境自体は良くなっていきます。ファスティング期間に便が出なくても、その後の復食期がはじまれば、お通じがはじまることが多いです。

水分をこまめに摂取し、復食期の食事では発酵食品なども取り入れていきましょう。

Q ファスティングは一回だけでも効果がありますか？

A 3日ファスティングなら1回で十分効果が出てきやすいですが、半日ファスティングや1日ファスティングの場合は続けることが大切です。

体調を崩しやすい季節の変わり目など、定期的に取り入れることをおすすめします。

ファスティングで身体の大掃除をした内臓も半年～1年経つと、また体内は有害物質などで汚れてきてしまうので、部屋の大掃除と同じく、身体も定期的に大掃除していきましょう。

Q ファスティングは誰でも行うことができますか？

A 基本的に健康な方であれば、実践は可能ですが、妊娠・授乳中の方、身体が未発達の中学生未満のお子様、体調を崩している方や薬を飲用している方、そのほかにも、過去に何らかの病気を引き起こしたり、持病をお持ちの方、疾病をファスティングで改善したい方は、必ず専門の医師に確認することが大切です。

自己判断では行わないようにしましょう。

Q ファスティングは水だけでも行うことができますか？

A 基本的に、水だけでのファスティングは推奨していません。体内の酵素を活性化させるためには、ビタミンやミネラルなどの補酵素が必要不可欠です。

1日に必要な栄養素を最低限、酵素ドリンクで補うことで、ファスティングの効果も表れやすくなります。

コラム

【コラム】ファスティングは長いほうがよい？

3日ファスティングに慣れてきたら、次は「長期間チャレンジしたい！」そう思う方もいらっしゃると思います。

ファスティングに関しては、長期化すればするほど、注意しなければいけないことも同時に増えてきてしまいます。

私がもっともおすすめする期間は、7日ファスティングまでです。ファスティングを実践された方の中には、14日間〜1か月間チャレンジされた経験をお持ちの方もいらっしゃいましたが、「精神的につらかった」「途中で挫折してリバウンドしてしまった」という声をよく耳にします。

14日間〜1か月間のファスティングとなれば、その分、準備期間、復食期間ともに長期間設けなければいけないですし、食べる楽しみも失われる分、ストレスが溜まりやすくなり、精神的なダメージを与えることになりかねません。また、体重の減少は大きくなりますが、その後のリバウンドを起こしやすくなります。

期間に関しては、ご自身の身体の声を常に聞きながら、無理のない範囲で実践されることをおすすめします。

長期間ファスティングによる、身体へのリスクには次のようなものがあります。

①筋肉量の減少を招く

私たちの身体にとって1日の適正な食事量は、日常生活の基礎代謝量や活動量とのバランスを考慮し、栄養バランスの整った食事を摂取する必要がありますが、長期間に及ぶ極端な食事制限は、体調を崩す原因になりかねません。

ファスティング中は体内に蓄積されたエネルギーを消費している状態ですが、ファスティング期間を長期的に実践してしまうと蓄積されたエネルギーがどんどん消費され、次第に尽きてしまいます。

エネルギー不足に陥れば、運動する気力なども奪われてしまうため、筋肉量の減少につながるでしょう。また、エネルギーを補給するために筋肉が分解されてしまい、運動効果をさらに低くさせてしまいます。

②ストレスが溜まりやすい

ファスティング中は普段の食事を摂取することができないため、ストレスが溜まりやすくなります。特に、日常的に会食の予定が多い人や、旅行に出掛けることが多い人だと、誰かと一緒でも食事を我慢しなくてはならないため、一層苦痛に感じられるでしょう。

コラム

ファスティング中だと、友人や家族との予定を両立させるのは非常に困難です。その結果、ファスティングに失敗し、リバウンドの原因にもなってしまいます。

③免疫力が落ちて風邪をひきやすくなる

ファスティングを何日も続けてやりすぎてしまうと、栄養素不足によってさまざまな悪影響が身体に起こりはじめます。たとえば、たんぱく質を摂取しないことで免疫細胞がつくれなくなり、免疫力の低下につながってしまいます。その結果、ウイルスに感染しやすくなり、感染症を起こしやすい、風邪などをひきやすいなど、体調悪化を招いてしまうのです。

④肌や髪に悪影響を及ぼす

美容のためにファスティングを開始する方は多いですが、やりすぎることで美容面に悪影響を及ぼす可能性があります。

肌や髪の構成成分はたんぱく質やミネラルなどが含まれていますが、これらの栄養素はファスティング中に不足しやすいものでもあります。

長期間のファスティングとなると本格的にたんぱく質やミネラルが不足し、肌にハリがなくなったり、髪にもツヤやコシがなくなったりするでしょう。

特に髪は抜け毛が増えてしまう可能性もあるので注意しなくてはなりません。

⑤貧血になりやすい

多くの女性が悩まされている貧血は、ファスティングのやりすぎによって助長される可能性があります。

貧血にも種類があり、多くの方で見られるのは「鉄欠乏性貧血」です。鉄欠乏性貧血はその名の通り、鉄分が不足していることが原因で引き起こされます。

鉄分が不足すると赤血球の機能がうまく働かなくなり、全身に酸素などを送り届けることも難しくなってしまうのです。

また、貧血になると倦怠感や動悸・息切れ、耳鳴りなどを引き起こす原因となります。貧血の症状は人によって異なりますが、場合によっては日常生活を送るのも困難なほど、重度な症状を招いてしまう場合もあるので十分に気をつけましょう。

ファスティングは、やりすぎると心身にさまざまな悪影響を及ぼし、健康・美容面でデメリットが生じます。このようなリスクを回避するために、ファスティングは正しいやり方や期間を設定し、十分に計画を立ててから開始しましょう。

第5章
おうちデトックスが楽しくなるメニューとドリンク

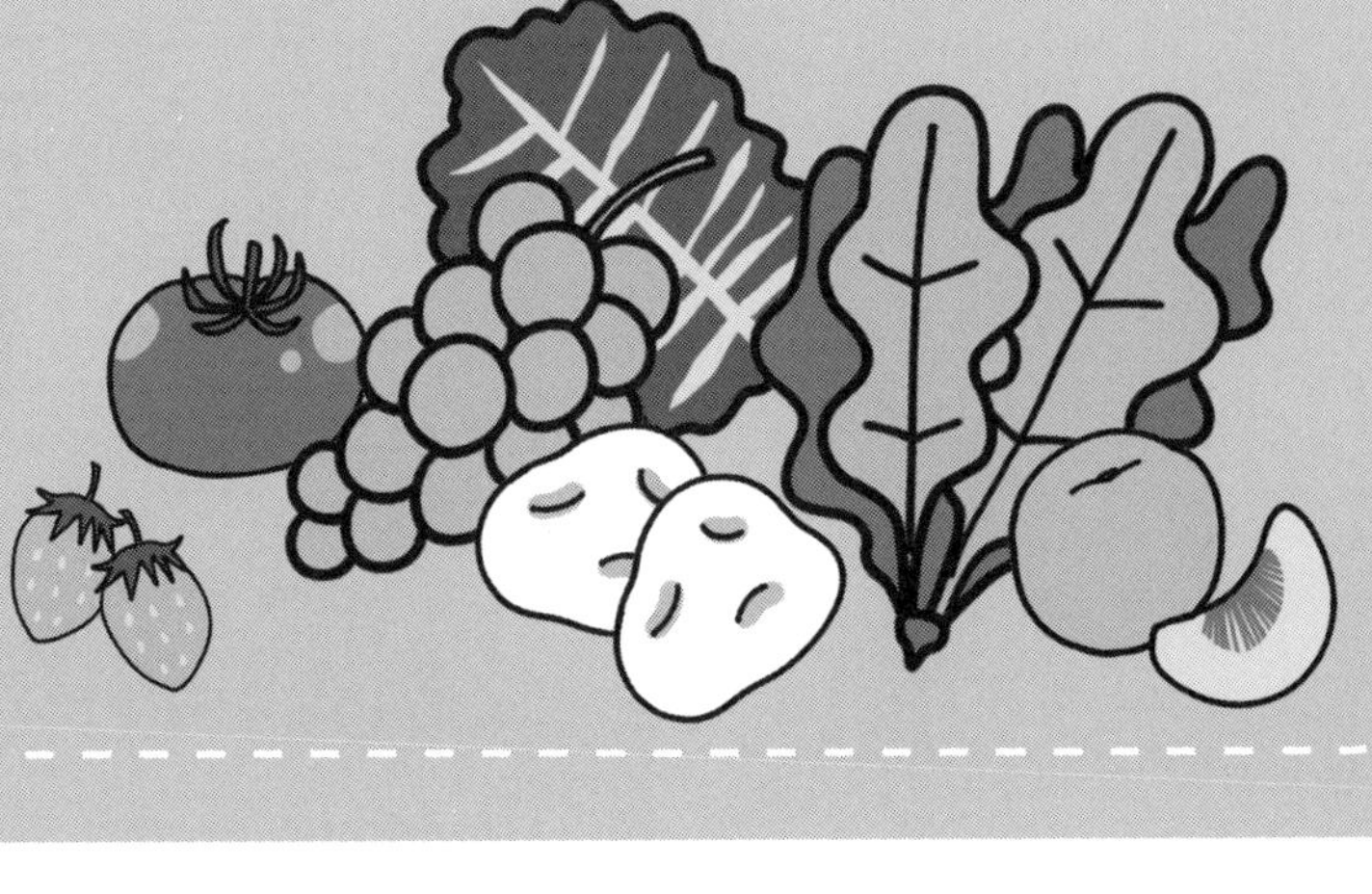

復食期間においしく食べるメニュー

ファスティングを実践するにあたって、皆さんが苦戦しがちなのが、「復食期間の食事」です。手作りとなると、「何をつくればいいのかわからない」「難しいレシピはつくる気がしない」など、ファスティングを実践される方から、多くの声を聞きます。

復食期間は一歩間違えれば、身体に負担をかけ、ファスティングの成果も台無しになってしまいます。今までの我慢を乗り越え、ファスティングを実践された方の、さらなる効果を高めるための復食レシピ、そしてファスティングを実践できない方でも気軽におうちでつくれる、テーマ別のクレンズジュースレシピをご紹介していきます。

※レシピにある「カップ」は、1カップ＝200㎖。大さじ1＝15㎖、小さじ1＝5㎖。電子レンジの加熱時間は、特に記載のないものは500Wの時間。

〈復食レシピ　主食①　おかゆ〉

ファスティングのデトックス効果を高める！　大麦のおかゆ♪

【1人分の栄養価】
エネルギー：200kcal
炭水化物：44.9g
たんぱく質：3.8g
脂質：0.6g
食物繊維：5.0g
塩分：2.2g

【材料・分量】２人分～
・ご飯（白米・玄米・胚芽米など）……茶碗1杯分
・にんじん……２㎝
・かぶの葉……２～３本
・水……５００㎖
・押し麦……１／４カップ
・かぶ……1個
・梅干し……１～２個

【作り方】
①かぶは葉を切り落として皮をむき、半分はみじん切り、半分はすりおろす。

②にんじんはみじん切りにする。
③鍋に水、ごはん、さっと水洗いした押し麦、にんじんを入れて中火にかける。
④煮立ってきたら火を止め、ふたをしてコトコト15分ほど煮る。
⑤④にかぶ（みじん切り）を加え、２～３分煮る。
⑥かぶの葉は長さ10㎝ほどに切って水洗いし、ぬれたままラップで包み、電子レンジで1～2分加熱する。しんなりしたら水気を絞り、細かく刻む。
⑦⑤にすりおろしたかぶと、かぶの葉を加え、ひと混ぜする。
⑧⑦を茶碗に盛り、梅干しを添えて完成。

レシピポイント

おかゆは復食に欠かせない主食。１００％ご飯ではなく、押し麦をブレンドすることで糖質を抑え、より消化しやすくなります。また、熱を加えると甘さを増すかぶを丸ごと使用し、栄養価もアップ。できるだけ身体に負担をかけないおかゆです。

〈復食レシピ　主菜①〉

食欲アップ！　三つ葉と白菜、おかかの卵とじ

【1人分の栄養価】
エネルギー：275kcal
炭水化物：15.7g
たんぱく質：19.8g
脂質：12.7g
食物繊維：2.7g
塩分：3.7g

【材料・分量】２人分～

・白菜……1／4株
・三つ葉……1／3束
・削りがつお……2パック
・卵……4個
・薄口しょうゆ……大さじ2
・本みりん……大さじ2
・お湯……４００㎖
・塩……少々

【作り方】

①白菜は葉と軸に分け、それぞれ４～５㎝のざく切りにする。
②三つ葉は３㎝のざく切りにする。

③フライパンを強火で熱し、フライパンが熱くなったら水50㎖（分量外）を入れ、蒸気を発生させる。
④③の中に①の白菜の軸、葉の順番で加え、しんなりしたら、削りがつお、湯４００㎖を加え煮立たせる。
⑤④にしょうゆ、みりん、塩で味を調え、三つ葉を加える。
⑥最後に溶き卵を回しかけ、半熟になるまで煮たら完成。

レシピポイント

ファスティングを終えて復食期間がスタート。今まで固形物が入ってこない日が続いていたこともあって、食欲が低下しがち。そんなときに、おすすめしたいのが「三つ葉」。三つ葉の香り成分は食欲増進や消化を促す効果があります。さらに、精神を安定させ、イライラを解消する効果も。ファスティング後に取り入れたい食材の一つです。白菜と半熟の卵は消化に◎

〈復食レシピ　主菜②〉

豆腐とえびのふわふわ茶巾《ちゃきん》蒸し　おろし和風あんかけ

【1人分の栄養価】
エネルギー:144kcal
炭水化物:13.0g
たんぱく質:13.2g
脂質:4.0g
食物繊維:2.7g
塩分:1.2g

【材料・分量】2人分〜

・木綿豆腐……1／2丁（150g）
・えび……60g
・しいたけ……1個
・にんじん……30g
・塩……少々
・片栗粉……大さじ1

《おろし和風あんかけ》
・だし汁……150㎖
・濃口しょうゆ……大さじ1／2
・本みりん……大さじ1／2
・水溶き片栗粉……小さじ1

《トッピング》
・大根おろし大さじ1
・青じそ……1〜2枚

【作り方】

①木綿豆腐はしっかり水きりする。

②えび、しいたけ、にんじんは火が通りやすいよう細かく刻む（にんじんはあらかじめ電子レンジで火を通すとよい）。

③①と②を合わせ、塩、片栗粉を加えて混ぜ合わせる。

④③を4等分にし、ラップの上に置き、茶巾に絞って輪ゴムでとめる。

⑤電子レンジで3分加熱する。

⑥鍋に、だし汁を入れて火にかけ、しょうゆ、みりんで味を調える。沸騰したら火を止め、水溶き片栗粉でとろみをつける。

⑦⑤を皿に盛りつけて⑥のあんをかけ、最後に大根おろしと青じそをのせれば完成。

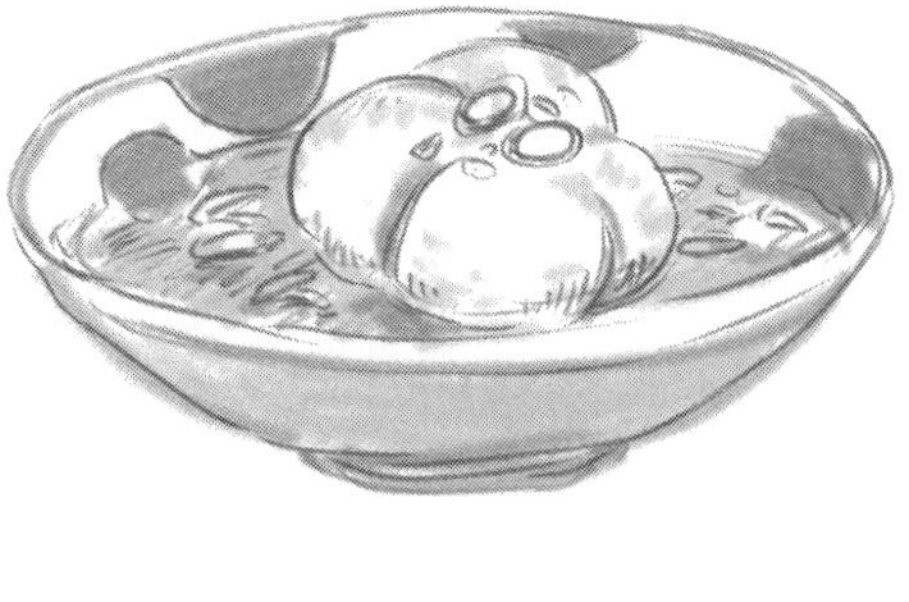

レシピポイント

復食ではたんぱく質の摂取も必要不可欠。消化にやさしい豆腐とえびを使った、蒸し料理にしました。あんをかけることで、ファスティングで冷えた身体を芯から温めます。また、大根おろしの酵素パワーでたんぱく質の分解を促進！　消化酵素をできるだけ体内で温存させることで、代謝酵素をしっかり働かせることができ、ファスティング後の効果をより高めます。

〈復食レシピ　主菜③〉

たらと焼き長芋の玄米餅《げんまいもち》鍋

【1人分の栄養価】
エネルギー:288kcal
炭水化物:36.9g
たんぱく質:18.7g
脂質:5.4g
食物繊維:3.9g
塩分:2.2g

【材料・分量】2人分

・生たら……2切れ
・長芋……50g
・切り餅（玄米）……2個
・白菜……2枚
・玉ねぎ……1／4個
・春菊……1／4束
・水……400㎖

《だし》
・濃口しょうゆ……大さじ1
・本みりん……大さじ1／2
・酒……大さじ2
・白だし……50㎖
・塩……少々
・ごま油……小さじ2

《トッピング》
・大根おろし……1／4本分　・万能ねぎ……適量

【作り方】

①たらは塩少々（分量外）をふる。
②長芋は皮をむき、1㎝幅の半月切りにする。
③長芋と玄米餅にごま油(分量外)を軽く塗り、オーブントースターで3～4分こんがり焼く。
④たらの水気をふき、4等分に切る。白菜は5㎝幅、玉ねぎはくし形切り、春菊は根元を落として葉先と茎に切り分ける。
⑤鍋に水を入れて火にかけ、沸騰したら《だし》の調味料と、③、④を入れる。ひと煮立ちしたら大根おろしを加え、刻んだ万能ねぎ少々（分量外）を散らして完成。

レシピポイント

消化にやさしいたらを主役に、長芋を軽く焼いて煮ることで、いつもと違ったホクホクの食感に。胃の調子があまりよくないときは、焼かずにそのまま鍋に入れたり、すりおろしてとろろに浸けて食べることで、より胃腸に負担をかけないレシピになります。玄米餅は、消化吸収がゆるやかで、ビタミンやミネラルなどの補給にも最適です。野菜から流れ出てしまった水溶性ビタミンもスープとして一緒に摂取すると、より栄養価がアップします。

〈復食レシピ　副菜①〉

かぼちゃのごま味噌あえ

【1人分の栄養価】
エネルギー:128kcal
炭水化物:21.2g
たんぱく質:3.3g
脂質:3.2g
食物繊維:3.8g
塩分:0.6g

【材料・分量】２人分～
・かぼちゃ……１５０g
《調味料》
・すり白ごま……大さじ1
・白味噌……大さじ1
・酒……小さじ1
・本みりん……小さじ1
《トッピング》
・パセリ……適量

【作り方】

①かぼちゃは皮をそぎ落とし、小さめに切り、蒸し器で柔らかくなるまで蒸す。（電子レンジの場合は、かぼちゃを1㎝角に切り、600wで3分加熱する）

②ボウルに《調味料》の材料を合わせておく。

③①のかぼちゃを②に加えてよく混ぜ合わせ、器に盛りつけてパセリを散らせば完成。

レシピのポイント

かぼちゃは脂肪分が少なく、繊維質が少ないので胃にやさしい食材です。皮は栄養価が高いですが、消化は良くないので、削ぎ落とすのが理想。ビタミンAやビタミンEが豊富で抗酸化作用が高く、余分な活性酸素の除去に役立ってくれます。また、味噌はビタミンB群やたんぱく質が含まれているため、かぼちゃとの相乗効果で身体の内側からのきれいをつくってくれます。

〈復食レシピ　副菜②〉

箸休めにピッタリ！　2色トマトのだし浸し

【1人分の栄養価】
エネルギー：47kcal
炭水化物：10.7g
たんぱく質：1.4g
脂質：0.1g
食物繊維：1.4g
塩分：0.6g

【材料・分量】つくりやすい分量
・ミニトマト（赤・黄）……20～30個
・濃口しょうゆ……大さじ1
・米酢……大さじ1
・だし汁……400㎖
・きび砂糖……大さじ1
・本みりん……大さじ1

《トッピング》
・青じそ……適量
・みょうが……適量

【作り方】
①ミニトマトのへたを取り、へたと、反対の部分に十文字の切込みを入れる。

②鍋に湯を沸かし、ミニトマトを加え、1分ほど火にかけ、氷水にさらして皮をむく。
③だし汁、しょうゆ、酢、砂糖、みりんを煮立たせ、②を加えて火を止める。
④③の粗熱が取れたら、保存容器に入れて冷蔵庫で冷やす。
⑤④を食べる直前に、青じそをせん切り、みょうがをみじん切りにしてかければ完成。

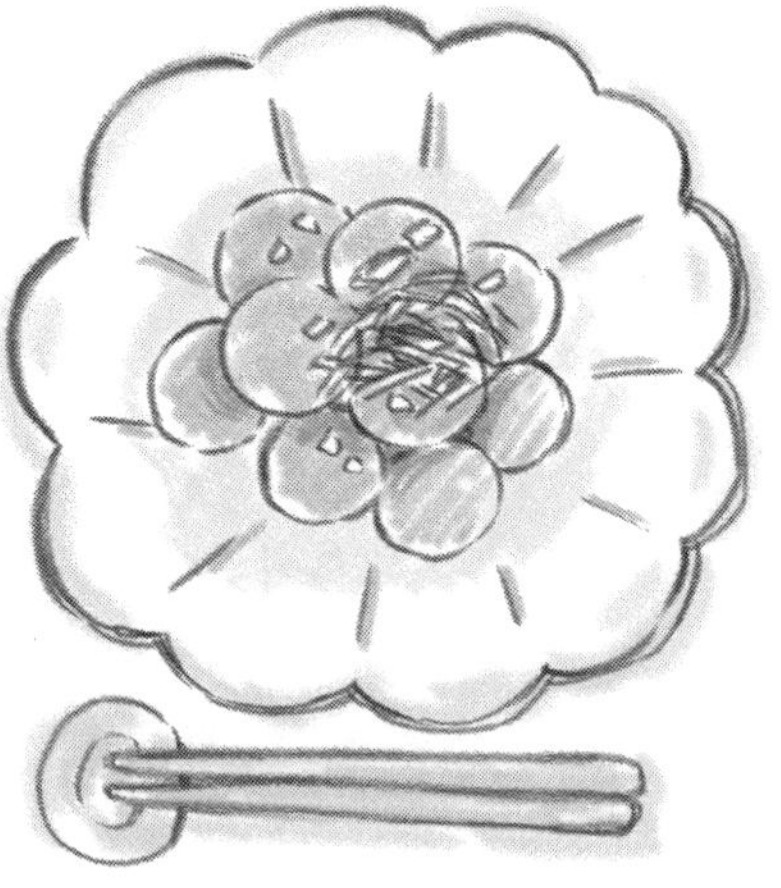

レシピポイント

ミニトマトの皮を湯むきすることで消化しやすくなります。ミニトマトに含まれる「クエン酸」の量は、野菜類の中でもトップクラス！　胃液の分泌を高める働きがあり、たんぱく質や脂質の消化を助けてくれます。そのほかにも、肝機能を高めたり、食欲増進作用が期待できます。食べすぎると身体を冷やしてしまうため、箸休め程度に摂取しましょう。

〈復食レシピ　副菜③〉

心がホッとする★なめらか豆乳茶碗蒸し　梅肉ソースで

【1人分の栄養価】
エネルギー：86kal
炭水化物：5.7g
たんぱく質：5.7g
脂質：4.1g
食物繊維：0.2g
塩分：0.9g

【材料・分量】作りやすい分量　約4人分～

・顆粒《かりゅう》和風だし（無添加）……小さじ1　・熱湯……小さじ1
・卵……2個　・青じそ……2枚
・熱湯（フライパン用）……適量
Ⓐ無調整豆乳……200㎖　Ⓐ水……100㎖
Ⓐ塩……小さじ1／4　Ⓐ濃口しょうゆ……小さじ1／4
《梅肉ソース》
・梅肉……20g　・はちみつ……小さじ1／2
・塩……少々　・本みりん……小さじ1

【作り方】

①ボウルに顆粒和風だしを入れて熱湯で溶かし、Aの材料を加えて混ぜ合わせる。

②ボウルに卵を割り入れてよく溶きほぐし、①に加えて静かに混ぜ合わせる（泡立てないように）。

③器に、ぬらした茶こしを通して、②を注ぎ入れる。

④フライパンに湯を沸かし、いったん火を止めて器を並べたら、ふたをして強火で1分ほど加熱する。

⑤表面の色が変わってきたら、弱火にして10分加熱する。

⑥竹串などを上から刺し、まっすぐ立って倒れなければ、中まで固まっているサイン。確認できたらフライパンから取り出す。

⑦梅肉ソースの材料をすべて混ぜ合わせ、⑥の上に刻んだ青じそとともにのせて完成。

レシピポイント

豆乳と卵のダブルたんぱく質を副菜で手軽にとれるレシピです。具は入っていませんが、お好みで消化の良いほうれん草やかぼちゃ、長芋や里芋など入れてアレンジしてみてもGOOD！　フライパン一つで簡単にさっと、茶碗蒸しがつくれます。梅肉ソースでデトックス力アップのレシピです。

〈復食レシピ　汁物①〉

甘み凝縮♪　焼きなすのすり流し

【1人分の栄養価】
エネルギー:49kcal
炭水化物:5.1g
たんぱく質:2.0g
脂質:2.6g
食物繊維:2.1g
塩分:0.6g

【材料・分量】　2人分～
・なす……2本
・味噌（八丁味噌などの豆味噌系が合う）……10g
・だし汁……200㎖
《トッピング》
・オリーブ油……6滴程度　　・粉山椒……少々

【作り方】

①なすは皮に縦に数か所切り目を入れ、魚焼きグリルなどで両面を焼き、熱いうちに皮をむく。

②焼きなすを適当な大きさに切り、ミキサーにかける。

③味噌を加え、さらにペースト状になるまでミキサーで攪《かく》拌《はん》する。

④③にだしを加えて、なめらかになるまで攪拌したら、冷蔵庫で冷やす。

⑤④を器に盛り、お好みでオリーブ油を垂らし、粉山椒をふりかければ完成。

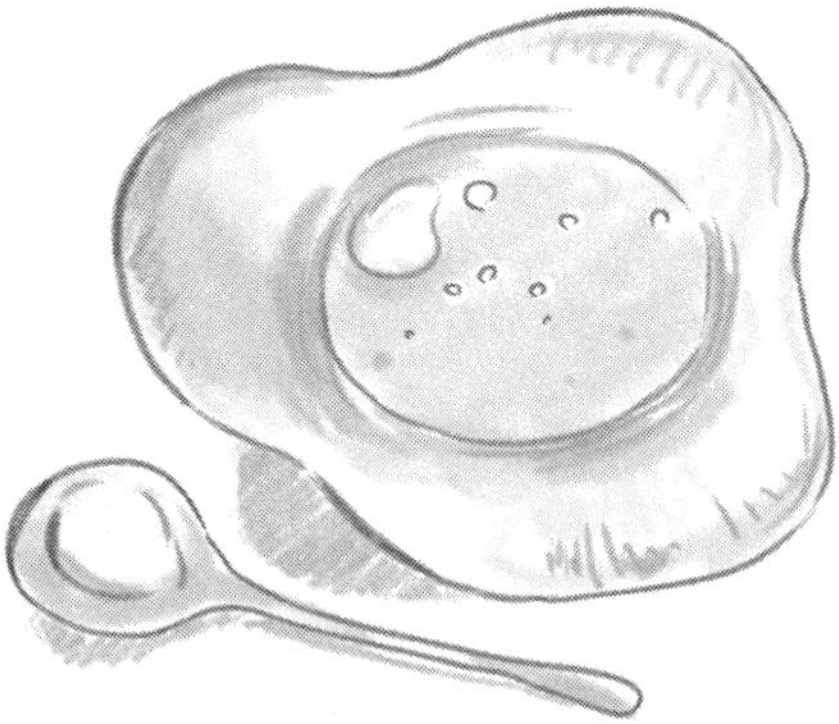

レシピポイント

ファスティングのあとは味覚が正常化し、食べ物の本来のおいしさを感じやすいとき。そんな復食期のメニューでおすすめなのが、この焼きなすスープ！　なすは皮をむき、ミキサーにかけることで、より消化吸収がアップ♪　焼きなすにすることで、甘みも倍増し、素材本来のおいしさを感じることができ、食欲がないときにもおすすめです。カリウムが豊富なため、むくみ解消や余分な塩分の排出に役立ちます。

〈復食レシピ　汁物②〉

抗酸化作用抜群！　雑穀のミネストローネ

【1人分の栄養価】
エネルギー：181kcal
炭水化物：41.2g
たんぱく質：4.7g
脂質：0.5g
食物繊維：7.0g
塩分：1.5g

【材料・分量】　2人分～

・紫玉ねぎ……1／3個
・にんじん……1／3本
・にんにく……1／2片
・野菜ブイヨン……小さじ1
・トマトケチャップ……大さじ3
・紫キャベツ……150g
・かぼちゃ（皮むき）……80g
・押し麦……大さじ2
・だし汁（昆布）……600㎖
・塩・黒こしょう……各適量

《トッピング》

・パセリ……適量

【作り方】

①玉ねぎ、にんじん、かぼちゃは1㎝角のさいの目切り、キャベツは7㎜幅に切り、食べやすい長さにする。

②押し麦は昆布だしに1時間ほど浸けておく。

③鍋に昆布だし大さじ1とにんにくを入れて弱火で熱し、香りが出てきたら玉ねぎ、にんじん、塩少々（分量外）を入れてしんなりするまでよく炒める。

④③にかぼちゃ、キャベツ、残りの昆布だし（押し麦ごと）、野菜ブイヨン、トマトケチャップを加え、ふたをして弱めの中火で15〜20分ほど、味がしみ込むまで煮込む。

⑤④に塩、こしょうをして味を調え、最後にパセリを散らせば完成。

レシピポイント

消化に負担が少なく、抗酸化作用が強い食材を組み合わせた、真っ赤なスープ。さまざまな食材を合わせることで栄養価もグンッとアップします。紫玉ねぎや紫キャベツがない場合は、普通のものでももちろんＯＫ。流れ出た栄養素も汁ごといただくことができるため、栄養素を逃がさずとることができます。油を使用していないため、身体にやさしいスープです。

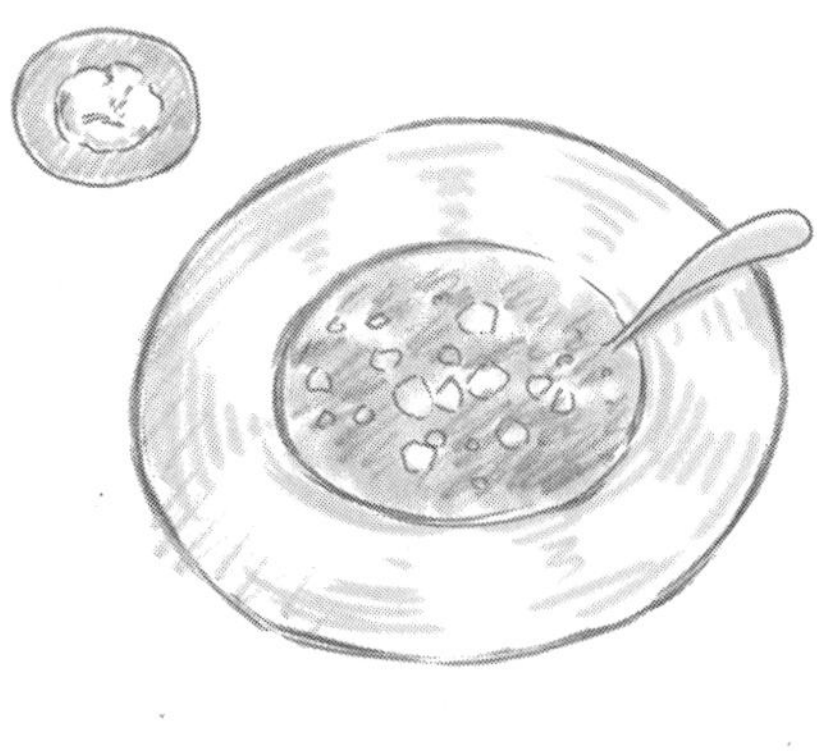

〈復食レシピ　汁物③〉

とろとろなめらか！　里芋の豆乳塩ポタージュ

【1人分の栄養価】
エネルギー:70kcal
炭水化物:12.0g
たんぱく質:3.0g
脂質:1.1g
食物繊維:1.9g
塩分:0.6g

【材料・分量】 2人分
・里芋……200g（正味150g）　・無調整豆乳……100ml
・だし汁（昆布）……100ml　・天然塩……小さじ1／4
《トッピング》
・オリーブ油……適量　・パセリ……適量

【作り方】
①里芋はきれいに洗い、蒸し器で蒸す。
②里芋の皮をむき、里芋、昆布だしをミキサーにかける。

③鍋に、②と豆乳を加え、弱火で煮込み、塩で味を整える。
④③をスープ皿に盛りつけ、オリーブ油をたらし、パセリをトッピングすれば完成。

レシピポイント

里芋は復食におすすめの食材の一つ。里芋に含まれる「粘液糖たんぱく質の混合物」には、たんぱく質の消化・吸収を高めたり、胃腸の働きを活性化させる働きが期待できます。消化のよい豆乳と一緒にとることで、たんぱく質を効率よくとることができます。暑い時期は冷やしたり、寒い時期は温めたりと、どちらでもおいしく召し上がれる身体にやさしいポタージュです。

コールドプレスジュースで身体の不調を整えよう！

コールドプレスジュースは、野菜や果物の繊維部分を含まないため、消化が早く栄養価吸収も高いのが特徴で、胃腸への負担を最小限に抑えることができます。ビタミンや酵素は熱に弱く、通常のミキサーなどにかけると熱が発生し、大切な栄養素も逃がしてしまうことも……。

しかし、コールドプレスジュースなら、必要なビタミンや酵素をしっかり摂取することができ、効率よく身体に取り入れることができます。

ここでご紹介するコールドプレスジュースのレシピは、毎日の生活の中で無理なくつくることができるように、食材の種類は2〜3種類程度にしています。お好みで、お好きな野菜や果物をブレンドし、自分好みの味に変えていくのも、きっと新しい味の発見があるはずです。

半日ファスティングや1日ファスティング、身体の不調などに合わせて、ぜひ活用してみてくださいね。

コールドプレスでつくる★クレンズドリンク目的別①
美肌&肌荒れに

すいかとキウイのトマトジュース

【材料・分量】約300〜400㎖分
・すいか……200g　・トマト……80g
・キウイ……1個（80g）　・レモン（国産）……10g
・水……200㎖

【作り方】
①すいかは種を取る。
②キウイは皮をむく。
③トマトはへたを取る。
④レモンは種を取り、皮ごと使用。
⑤①、②、③、④をコールドプレス機にかけて抽出する。
⑥果汁を水で割り、完成。

肌荒れ改善&美白効果

すいかにはアミノ酸の一種、「シトルリン」が含まれ、むくみを取り、血液の流れを良くし、身体を温めます。利尿作用のある「カリウム」も豊富なので、むくみ解消にはピッタリ！ また、トマトに含まれる「リコピン」には、強い抗酸化作用があり、身体を酸化から守ってくれるので、アンチエイジングや花粉症、環境汚染物質からのダメージを防いでくれます。キウイのもつポリフェノール類を合わせることで効果がさらにアップ！ 紫外線の影響も防ぐため、シミやそばかすを予防したり、美白効果も期待できます。また、トマトにはビタミン様物質の「ケルセチン」が含まれ、キウイやレモンに含まれるビタミンCの体内活性を高めてくれるので、美肌効果や老化防止、免疫力アップに効果をさらに発揮。

コールドプレスでつくる★クレンズドリンク目的別②
下痢&消化不良に

黄色パプリカの炭酸パインジュース

【材料・分量】約300〜400㎖分

・パプリカ(黄)……120g　・パイナップル……160g　・炭酸水……200㎖

【作り方】

①パプリカは種を取る。
②パイナップルは皮をむく。
③①、②をコールドプレス機にかけて抽出する。
⑤果汁を炭酸水で割り、完成。

腸内の不廃物を分解!ダイエットにも

パイナップルに含まれるたんぱく質分解酵素「プロメライン」は、肉を柔らかくする働きがあり、一緒に食べると消化促進にも役立ちます。そのほかにも、腸内の不廃物を分解してくれる作用もあるため、腸をきれいにし、下痢や消化不良、腹部膨張感（ガス溜まり）、便の悪臭などのトラブルを改善します。また、パプリカには、シミやソバカスを防ぎ、美白へと導く役割を果たすビタミンC、肌の老化を防ぐルテインが豊富に含まれているので、ダイエットやきれいなお肌作りを目指している方におすすめの組み合わせです。

コールドプレスでつくる★クレンズドリンク 目的別③ 不眠症&睡眠不足解消に

ケールとキウイのグレープフルーツジュース

【材料・分量】約300〜400㎖分

・ケール……50g　・グレープフルーツ……120g
・キウイ……80g　・水……200㎖

【作り方】

①ケールは葉の部分を使用。
②グレープフルーツは皮をむく。

③キウイは皮をむく。
④①、②、③をコールドプレス機にかけて抽出する。
⑤果汁を水で割り、完成。

不眠症改善へ！毎朝スッキリ目覚められるように

ケールは「緑黄色野菜の王様」といわれるほど、ビタミン・ミネラル全般をバランスよく豊富に含み、青汁の材料としても有名。そんな栄養素が豊富なケールは、血糖値の上昇を抑えたり、コレステロール値を改善する効果があり、生活習慣病を予防。さらには、睡眠を促すホルモンである「メラトニン」の含有量が高く、不眠症や睡眠不足解消に効果が期待できます。また、グレープフルーツやキウイに含まれるビタミンCには、ストレスに負けない体質をつくってくれることから、質の良い睡眠へと導きます。

コールドプレスでつくる★クレンズドリンク 目的別④
ストレス緩和＆心のケアに

セロリとぶどうの炭酸ライムジュース

【材料・分量】約300〜400㎖分
・緑色のぶどう（種無し）……200g　・セロリ（茎）……80g
・ライム……40g　・炭酸水……200㎖

【作り方】
①ぶどうは皮も丸ごと使用。
②セロリは茎の部分を使用。
③ライムは皮つきのまま、丸ごと使用。
④①、②、③をコールドプレス機にかけて抽出する。
⑤果汁を炭酸水で割り、完成。

ストレス解消・心のケアに

セロリは、栄養素以上に、その香り成分に薬用植物としての効用を持っています。特有の香りのもとである香気成分の「アピイン」は、神経系統に働いてストレスによるイライラを鎮めたり、精神を安定させるなどの効果があります。さらにライムに含まれる精油成分「リモネン」は、さわやかな香りで神経を鎮め、ストレス解消に有効に働くため、セロリとの相乗効果でより強力に！　これらの成分をより有効に活かすために、抗ストレス作用に優れる「ビタミンC」もライムから摂取することができます。また、ぶどうに含まれる「パントテン酸」は免疫能を高め、ストレスに対抗する能力を増す働きがあります。さまざまな作用を組み合わせ、心と身体を強くし、病気を防ぐことが大切。

コールドプレスでつくる★クレンズドリンク目的別⑤ 血流促進&冷え性予防・改善に

オレンジとサラダ菜のジンジャージュース

【材料・分量】約300〜400㎖分

・オレンジ……200g　・サラダ菜……60g
・しょうが……5g　・水……200㎖

【作り方】

①オレンジは皮をむく。
②サラダ菜は芯の部分は切り落とす。
③しょうがは皮も丸ごと使用。
④①、②、③をコールドプレス機にかけ、抽出する。

⑤果汁を水で割り、完成。

血流促進&冷え性予防・改善

オレンジには、ポリフェノールの一種「ビタミンP」が含まれており、末梢血管を丈夫にし動脈硬化を予防。また、ビタミンPと同様、サラダ菜に含まれる「ビタミンE」には、血管を拡張する働きがあるため、血液の流れがよくなり、冷え性改善に効果を発揮します。さらに、生姜の独特の辛味成分「ジンゲロン」には、免疫力アップや血行を良くして身体を温める作用があり、冷えで悩まれている方にはおすすめの組み合わせ。冷えを取ることによって、血液循環がよくなり栄養素を細胞のすみずみまで行き渡らせることができるので身体の内側から、しっかり健康、美しさへと導いてくれます。

幸せな人生を「食」とともに

私が食の大切さに気づいてから今日まで、さまざまな食に関わるお仕事や体験を通し、さらにたくさんの発見や気づきを得させていただきました。

しかし、まだまだこれから先も「食」について学び続けていかなければと思っています。なぜなら、自分自身の身体、そして大切な家族や友人、その他、私と関わってくださる方の健康を守っていくことは難しいと、日々痛感しているからです。

私は、昔から何をしても熱しやすく冷めやすい性格で、勉強が大の苦手でした。そんな私が唯一夢中になれたのが、「食べること」でした。大好きな家族や友人と一緒に、休日はおいしいものめぐりをしながら、時間をともにしてきました。食を通じたたくさんの思い出が、今もずっと私の大切な宝物になっています。

食べているときが一番幸せ。そう思うほど、食べることは、生きる意味をも見出してくれるものでありました。

しかし心からそう思えたのは、これまで食を通じて出会ってきた方々のお話や、触れ合いが

おわりに

あったからこそです。その中で、今もずっと心の中で大切にしている言葉があります。
それは、「真実は現場にしかない」ということです。

昔は日本の伝統的な食文化を大切にし、自分で料理をつくり、野菜を自分の手で育てることがあたりまえでした。しかし今の日本では、そういったことが次第に失われつつあります。手軽さを求める時代になり、さまざまな有害物質も体内に入ってくるようになりました。そのような時代を生きているからこそ、もう一度日本の食を見直し、これまで受け継がれてきた伝統食について考える。その食の学び一つ一つが真の健康をつくる、とても大切なベースになってくると思うのです。

本書を手に取り、最後まで読んでいただいている皆さんに、ぜひ伝えたいことがあります。それは、「あまり神経質にならず、食事を思いっきり楽しんでもらいたい」ということです。
本書では、日常的に避けることはできない有害物質のほか、食事から取り入れてしまう有害物質についてもお伝えしました。このことから、これからの食事を不安に感じる方、今まで食べていたものが食べられなくなってしまう方が、もしかしたらいらっしゃるかもしれません。

しかし、そう深刻にとらえることなく、今までより少しだけ選び方に目を向けたり、組み合わせを考えたりして、無理せず気楽に食を楽しんでいただきたいと思います。

そして、定期的に身体の大掃除を行い、また食を楽しんでください。その繰り返しが、私たちの身体の健康と、心の健康につながっていくと信じています。本書が少しでもみなさんの人生のお役に立つことができるなら、こんなに幸せなことはありません。

最後に、今回私の原稿を本にすると決めてくださったＢＡＢジャパンの東口社長、編集に手を貸してくださった福元様、どんなときも変わらず応援してくれる家族や友人、そしてこの本を手に取ってくださったすべての方々に、心から感謝申し上げます。

令和２年10月

御子川内 尚美

御子川内 尚美（みこがわうち なおみ）

管理栄養士。酵素ファスティングアドバイザー。

大阪府堺市出身。

辻学園栄養専門学校卒業後、救命救急・感染症医療センターを兼ね備えるりんくう総合医療センターの栄養管理部に、栄養士として従事。アレルギー食の献立作成や胃切除後の回復食調理、糖尿病や高血圧など約 20 種類以上の患者の栄養管理に携わる。その後、「食と健康」により深く関わるべく、独学で管理栄養士の資格を取得。

現在は管理栄養士としてのノウハウと知識を活かし、執筆、講演、資格取得講座の監修に加え、料理番組の講師や海外企業に向けてのレシピ開発など、多岐に渡る活動をしている。また、海外からの招聘選手や国内のオリンピック強化指定選手など、アスリートの栄養管理について料理の提供やアドバイスを行うほか、ランニングに特化した検定の監修なども手がけ､「食事」と「デトックス」の両方の視野から「真の健康づくり」を伝えるべく国内外で幅広く活躍。

【公式ホームページ】
https://detox-food.com/

【Facebook】
https://www.facebook.com/naomimikogawauchi

【Instagram】
https://www.instagram.com/mikogawauchi_naomi

やせるだけじゃない！
酵素断食レッスン
毒出しで免疫力アップ!!

2020年11月30日　初版第1刷発行

著　者　御子川内 尚美
発行者　東口 敏郎
発行所　株式会社BABジャパン
〒151-0073 東京都渋谷区笹塚1-30-11 4F・5F
TEL: 03-3469-0135　FAX: 03-3469-0162
URL: http://www.bab.co.jp/　E-mail: shop@bab.co.jp
郵便振替00140-7-116767
印刷・製本　中央精版印刷株式会社

ISBN978-4-8142-0354-3 C2077

イラスト　ときゆりか（青梅）
デザイン　大口裕子

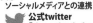

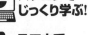

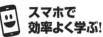

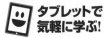

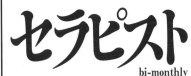

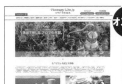